病媒生物及相关疾病防治实用技术

刘砚涛　马小芳　程　亮　编　著

U0190073

中国海洋大学出版社

·青岛·

图书在版编目（CIP）数据

病媒生物及相关疾病防治实用技术 / 刘砚涛，马小芳，程亮编著. --青岛：中国海洋大学出版社，2024.

6. -- ISBN 978-7-5670-3883-7

Ⅰ. R184

中国国家版本馆CIP数据核字第202432YV90号

病媒生物及相关疾病防治实用技术

BINGMEI SHENGWU JI XIANGGUAN JIBING FANGZHI SHIYONG JISHU

出版发行	中国海洋大学出版社
社　　址	青岛市香港东路 23 号　　　**邮政编码**　266071
网　　址	http://pub.ouc.edu.cn
出 版 人	刘文菁
责任编辑	丁玉霞
印　　制	青岛国彩印刷股份有限公司
版　　次	2024 年 6 月第 1 版
印　　次	2024 年 6 月第 1 次印刷
成品尺寸	185 mm × 260 mm
印　　张	16
字　　数	313 千
印　　数	1—1500
定　　价	68.00 元
订购电话	0532-82032573（传真）

发现印装质量问题，请致电0532-58700166，由印刷厂负责调换。

《病媒生物及相关疾病防治实用技术》

编委会

主　审：姜法春　王景宏

主　编：刘砚涛　马小芳　程　亮

副主编：（按姓氏笔画排序）

王　伟	王　静	田小草	孙庚晓	李　松	李　雪
李炳辉	邱　梅	宋富成	张　平	张　军	陈　暕
段海平	修璟威	徐宜薇	高　奇	黄奕清	彭珍燕
程　岩	霍锡元				

编　委：（按姓氏笔画排序）

刁殿丽	于　洋	于子豪	万鹏程	马传新	王　栋
王　笋	王延峰	王海涛	布　娜	田小草	有建军
毕仕伟	吕璐妍	刘玉学	刘洪江	孙克福	孙梦琪
苏　元	李玉华	李伟福	李泽亮	杨　敏	杨晓兵
吴　巧	何思璇	何美杰	张　豪	张文韬	张伟松
张明斌	郑佳琪	赵晓波	赵雅婷	胡正磊	敖雪微
贾骁翙	柴青川	徐汉猛	徐海峰	唐　凯	唐子龙
黄　洁	隋　珣	董玉珊	傅辉章	蓝　震	

前　言

　　病媒生物是指能够直接或间接传播疾病，危害、威胁人类健康的生物。病媒生物广泛存在于生活环境中。在我国法定报告的传染病中，三分之一以上为病媒生物传染病。受全球气候变化、城市化进程加速、旅游和贸易快速发展、生态环境不断改变等多重因素的影响，此类传染病呈现新的流行趋势。病媒生物的防控始终是控制病媒生物传染病的关键所在。因此，编者召集了病媒生物防控专业人员，结合多年来的从业经验，撰写了《病媒生物及相关疾病防治实用技术》，以期对从事该行业的工作人员有所指导和帮助。

　　全书共分为九章。第一章介绍病媒生物监测与防制发展简史，使读者对该行业的发展概况有全面的认知。第二章介绍常见病媒生物及相关传染病，主要介绍蚊、蝇、鼠、蟑、蜱、臭虫、蚤、螨、虱和恙螨十种病媒生物的形态特征、种类、生活史、分布，以及所传播疾病、传播方式等基础知识。第三章是防制药械与技术，包括常用的杀虫剂、杀鼠剂，物理、化学防制器械以及一些常用病媒生物化学防制技术的介绍，具有较强的实用意义。第四章是病媒生物监测与综合防制技术，主要是针对各种常见的病媒生物，介绍其监测和防制工作中涉及的详细技术与方法，如各种捕获方法的适用条件、具体操作步骤、种群密度的计算，物理、化学、生物防制方法的操作方式及其注意事项，以及一些突发情况的应急处置等，此部分内容对于从事病媒生物监测与防制的工作人员有很强的实际指导意义。第五章是常见病媒生物标本的采集、制作和保存方式。此外，本书还介绍了一些病媒生物传染病疫情的应急处置方法、在大型活动中的病媒生物安全保障工作以及病媒生物密度控制水平相应的标准和规范。全书内容全面，实用性强，配有大量插图和表格，方便查阅使用，对从事病媒生物监测和防制工作的相关专业人员有较大的参考价值。

在编写过程中，参考了国内外新近出版的资料、文献等，去粗取精，并结合具体的实际工作经验，对理论和实际操作内容进行有效的归纳总结，形成了一本内容独到的实用手册。在本书编写和出版过程中，得到了青岛市疾病预防控制中心、青岛市市北区健康咨询服务中心及国内专家、同仁的支持和帮助，在此一并致以衷心的感谢！

由于编者水平有限，书中不妥之处在所难免，恳请读者批评指正。

编　者

2023年9月

目 录

第三章　常用病媒生物防制药械与技术

第七章 大型活动病媒生物安全保障

第八章　常见病媒生物抗药性实验

第九章　国家卫生城镇病媒生物防制

第十章　媒介生物密度控制相关国家标准

附　录

第一章 病媒生物监测与防制发展简史

第一节 病媒生物监测发展史

病媒生物种类繁多，分布广泛，可在全球范围内引起病媒生物传染病，且在传染病发生中占比较大。病媒生物传染病是由蚊、蚤、蜱、鼠等病媒生物传播的一类具有传染性的细菌、病毒或寄生虫病。世界卫生组织（WHO）在《全球病媒控制对策2017—2030》中指出，全球80%的人口处于一种或多种病媒生物传染病的风险中，17%的全球传染病是由病媒生物造成的，每年有超过70万人死于病媒生物传染病。WHO呼吁世界各地进行有效的、适应当地情况及可持续的病媒控制策略。

病媒生物传染病在全世界造成了极高的发病率和死亡率，特别是热带和亚热带地区，尤其影响到资源匮乏和社会经济地位较低的人群。最著名的病媒生物传染病可能是疟疾，它是人类发病率和死亡率升高的主要原因之一，预计约有50%的世界人口面临疟疾风险，特别是在撒哈拉以南非洲。病媒生物传染病给全球公共卫生带来了重要负担，加剧了卫生不平等。此外，病媒生物传染病发生的"三环节""两因素"及其控制的不可持续性也驱动了病媒生物传染病的局部或大范围暴发流行，引起新发和再发及输入和本地病媒生物传染病的双重风险和负担。因此控制病媒生物传播疾病是世界卫生计划的主要挑战之一。

病媒生物的生长繁殖受温度、湿度、降水、植被和土壤等气候和环境因素的影响较大。病媒生物监测是及时发现季节性异常和应对病媒传染病暴发的首要条件。病媒生物监测主要包括病媒生物的生态学监测、抗药性监测和病原学监测。生态学监测旨在了解病媒生物的种类、密度、分布、季节消长及栖息环境等信息；抗药性监测主要揭示不同时间、空间下病媒生物对常用卫生杀虫剂的敏感性；病原学监测重在监测病媒生物携带和传播病原体的状况。

一、国外病媒生物监测发展史

1898年，罗纳德·罗斯（Ronald Ross）证明了按蚊作为疟原虫的媒介传播疟疾，这是第一个被确认的人类病媒生物传染病。同年，保罗·路易斯·西蒙德（Paul Louis Simond）发现跳蚤可以传播鼠疫耶尔森菌，即鼠疫的病原体，由此病媒生物得到了人们的广泛关注。20世纪初，美国暴发黄热病，在确认埃及伊蚊是黄热病病毒媒介后，威廉·戈尔加斯（William Gorgas）与约瑟夫·李·普林斯（Joseph Le Prince）通过密切监测埃及伊蚊的生长规律和栖息环境，消除了黄热病并将疟疾的流行控制在了较低水平。随着全球气候变暖、城市化进程的加快、旅游和贸易的快速发展、生态环境的不断改变，病媒生物的种类、密度和分布也发生了变化。夏威夷卫生部门和美国地质调查局进行了为期四年的日本伊蚊监测项目。自2003年在夏威夷岛首次发现日本伊蚊以来，该物种的活动范围逐渐扩大到了瓦胡岛（Oahu）和考艾岛（Kauai）。2009—2014年，加拿大开展蜱虫及相关传染病监测，同样发现了蜱虫活动范围的扩大及其进一步导致莱姆病发病率的上升。2017年，美国关岛的一项蚊虫监测发现，由于关岛的旅游业和军事交通较为发达，其报告的蚊子中有70%是外来物种。因此，系统地开展病媒生物种类、数量、分布及季节变化相关的监测不仅为制定病媒生物控制方案提供依据，为病媒生物传染病的流行趋势提供预测预警信息，也为病媒生物传染病的预防控制提供技术支撑。

二、国内病媒生物监测发展史

我国病媒生物监测控制策略、措施、技术不断演进、创新、发展。1952年，爱国卫生运动在全国范围轰轰烈烈地开展起来。1958年，《中央关于在全国开展以除四害为中心的爱国卫生运动的通知》要求在全国各地举行以除"四害"为中心的爱国卫生运动，将爱国卫生运动再掀高潮。"四害"密度监测体系为当时全国病媒传播疾病防控起到重要作用。中共中央也为防治鼠疫、疟疾、血吸虫病等严重危害人民健康的传染病成立了直属的防病领导小组。1966—1976年，由于社会环境和机构变动等原因，爱国卫生运动中的除"四害"工作基本停顿，队伍分散、转行，只有个别病媒生物疾病流行严重的地区仍在国务院的直接领导下进行治理。十一届三中全会后，爱国卫生运动恢复生机，1978年重新组建中央爱国卫生运动委员会，全面恢复爱国卫生工作。

1985—1988年，全国爱国卫生运动委员会办公室建立了"四害"密度监测体系，对当时全国病媒传播疾病防控及保护居民健康起到了极大作用。1989年为适应创建国家卫生城市的需要，进一步做好除"四害"工作，部分城市爱国卫生运动委员会办公室成立了"四害"密度监测组，以除"四害"达标为重要内容的创建国家卫生城市的活动取得成果。1999年，全国爱国卫生运动委员会印发《国家卫生城市标准》和《国家卫生城市考核命名办法》，将病媒生物的治理纳入创建国家卫生城市工作之中。进入21世纪后，我国加强了病媒生物监测与防控工作，建立了多个有关病媒生物的监测网络。2005年，国家卫生和计划生育委员会印发了《全国病媒生物监测方案（试行）》，逐步在19个省43个地级市设置了国家级病媒生物监测点，以点带面推动了我国病媒生物监测工作的开展。同年，中国疾病预防控制中心在全国部分省市启动了病媒生物监测工作。2009年发布的《全国爱卫办鼠、蚊、蝇、蟑螂密度监测方案（试行）》，对鼠类、蚊虫、蝇类、蟑螂、臭虫、蜱类密度和抗药性的监测方法均做了明确规定，进一步推动了我国病媒生物密度监测工作。2015—2016年，针对运行已10年的全国病媒生物监测系统发现的问题，受国家卫生和计划生育委员会疾控局（全国爱卫办）委托，中国疾病预防控制中心组织专家对《全国病媒生物监测方案（试行）》进行修订，随后国家卫生和计划生育委员会正式签发《全国病媒生物监测方案》。2016年5月4日，中国疾病预防控制中心正式发布《全国病媒生物监测方案》。目前我国已将病媒生物监测列入各级疾病预防控制中心（CDC）的基本职能之一并进行考核。

随着时代进步和社会发展，人们不满足于病媒生物的常规监测，在监测手段和监测范围上取得了创新性进展。病媒生物监测预警是病媒生物传染病预防和控制的重要环节，是实现可持续精准控制病媒生物传染病的前提和基础，决定着病媒生物传染病预防控制的成败。监测系统中技术和数字领域的创新增强了预测病媒生物传染病流行趋势和发生位置的能力。此外，人工智能越来越被认为是监测传染病和气候变化的一种有力工具。将人工智能算法集成到现有监测系统中，不仅可以快速处理大量数据，提高疾病暴发监测的准确性，还可以通过从大数据中学习的方式，使人工智能辅助监测系统提高模式识别能力，提供疾病突发的概率估计，利用人类、病原体、媒介和气候因素创建疫情传播和严重程度的风险模型。

第二节　病媒生物防制历程

　　历史上，病媒生物曾引起大规模的鼠疫、疟疾、流行性乙型脑炎等传染病流行，造成人类大量死亡，严重威胁人类的健康与发展。伴随城市化进程不断加快，生态环境日益被破坏，气候变化更加复杂，病媒生物防制形势变得严峻起来。

　　病媒生物防制是控制病媒生物传染病的主要方法，旨在通过减少或消除人与病媒生物的接触来限制病原体的传播，主要分为环境治理、化学防制以及综合防制。环境治理包括环境改造、环境处理、改善人们的居住条件和生活习惯，清除病媒生物的滋生地和栖息地。化学防制在病媒生物综合防制措施中是最有效的手段。综合防制则包括环境治理、物理防制、生物防制和化学防制等。目前有多种病媒控制技术，可大致分为化学技术和非化学技术。针对幼虫媒介的防制技术有杀死未成熟阶段（如用化学或生物杀幼虫剂和捕食物种）或去除合适的水生栖息地（如栖息地改造或操纵）。针对成熟阶段的病媒则通过杀死病媒（如室内滞留喷洒、空间喷洒）和/或减少病媒与人或动物宿主的接触（如局部驱蚊剂、室内筛查、驱虫蚊帐）发挥作用。还有一些新的病媒控制技术正在开发中，例如蚊子的基因操纵、病媒的细菌感染（如沃尔巴克氏体）等。

一、国外病媒生物防制发展简史

　　20世纪30年代，瑞士化学家穆勒（P. Müller）发现滴滴涕（DDT）杀虫剂可用于防制虫害、疟疾、伤寒等，但它难降解，对环境污染过于严重，容易在人体蓄积而危害人类健康，世界很多地方已经禁止使用。随后，德国开发了有机磷酸酯类杀虫剂，常见的有敌百虫、乐果、敌敌畏等，其杀虫效力高，但对人畜的毒性大，可通过皮肤、呼吸道黏膜引起中毒。1967年，联合国粮食及农业组织（FAO）提出了"有害生物综合治理（IPM）"的概念，即综合考虑有害生物的种群动态和相关环境关系，尽可能运用适当的技术和方法，使有害生物种群保持在经济危害水平之下。20世纪70年代后，拟除虫菊酯类杀虫剂投入使用。此类杀虫剂多属中低毒性农药，对人畜较为安全。随着有机磷、氨基甲酸酯、拟除虫菊酯类杀虫剂相继问世，病媒生物对常用杀虫剂的抗药性也逐渐产生。虽然这些杀虫剂对生态环境危害较大，但目前化学防制仍然是防控病媒生物传染病的重要措施。然而传统消杀技术的广泛使用，对生态环境造成了破坏性影响。1983年，WHO专家委员会提出病媒生物综合治理的定义："应用所有适当的技术和管理方法，以经济合算的方法，取得有效的病媒生物控制"。2004年，WHO提出《媒介生物综合治理全球策略框架》，指出应当合理利用人力、财力以及组织机构等多种资源，强化社区参与，确保媒介控制的可持续性。

国外病媒生物防制以实际需求为导向，建立了较为完善的病媒生物控制技术标准体系，无论是WHO，还是美国、加拿大、英国和澳大利亚等发达国家均围绕病媒生物防制的实际需要来制定标准。美国早在1972年便颁布了《联邦杀虫剂、杀菌剂和杀鼠剂法》［Federal Insecticide, Fungicide and Rodenticide Act(FIFRA)］，并于1996年重新做了修订。FIFRA不仅规定了杀虫剂在美国的运输、销售和使用，也明确规定了美国环保局（EPA）在卫生杀虫剂和病媒生物控制中的职责。英国则制定了《预防害虫危害法》《杀虫剂控制条例》等8部预防公共卫生、商品、财产遭受城市害虫危害的法规或条例。新加坡作为病媒生物控制管理最为严格的国家之一，于1998年颁布了《病媒生物与杀虫剂控制法》。

二、国内病媒生物防制发展简史

受全球化、城市化、气候变化和病媒生物对杀虫剂的抗药性等多重因素的影响，病媒生物防制工作难度增加。因此，我国政府加大了病媒生物监测和防控力度。从20世纪70年代末的病媒生物综合治理策略到2004年病媒生物可持续控制理念的提出，我国病媒生物防控策略实现了创新发展。1978年，陆宝麟结合国外有害生物综合治理及我国的研究实践，提出蚊虫综合防制的定义："从蚊虫和环境的整体观点出发，标本兼治而以治本为主，并根据安全、有效、经济和简便的原则，因地制宜和因时制宜地采用环境的、生物的、化学的、物理的以及其他手段，消灭蚊虫或把蚊虫种群控制在不足为害的水平，以达到保护人、畜健康和促进生产的目的"。2004年，为适应我国卫生城市、健康城市建设，以及病媒生物传染病防控"双重风险和负担"需求，刘起勇研究员在病媒生物综合治理的基础上，提出了病媒生物可持续控制的创新理念和策略。该策略的内涵是"基于健康、经济及生态环境综合效益，开展及时、有效的病媒生物监测，对病媒生物及相关疾病做出切实的风险评估和控制规划，综合、有序地选择生态友好的控制技术和措施，始终实施监测指导下的病媒生物综合控制和管理，开展多部门合作及全民参与的协调行动，将病媒生物长期控制在不足为害的水平"。党的十八大以来，我国病媒生物及相关传染病防控策略、措施、技术和行动进一步演进、创新、发展，并取得了明显的防控成效。不可忽视的是，当前我国病媒生物及相关传染病控制风险与挑战长期持续存在，亟待全面实施病媒生物可持续控制策略，积极落实《全球病媒控制对策2017—2030》，基于"反向病原学"建立更具前瞻性的主动防御，依法、科学、有序防控病媒生物及相关传染病，为健康中国建设及全球卫生治理提供有力保障。

我国开展了一系列病媒生物治理标准的制定研究。为填补我国病媒生物控制标准领域的空白，满足病媒生物控制工作的需求，2003年，卫生部组织北京市疾病预防控制中心等单位结合科技部"十五"国家重大科技专项课题"我国重要病媒生物控制技术标准的研究"，研制了病媒生物控制相关标准29项，2006年，卫生部成立全国病媒生物控制标准专业委员会，标志着我国病媒生物控制标准开始走向正规，进入发展阶段。2007年，在卫生部政策法规司和疾控局的指导下，在卫生部下设的20个专业标准委员会中，构建了病媒生物控制标准体系框架，根据标准体系的内在联系特征和病媒生物控制的具体特点，设计了一个由病媒生物控制过程要素、病媒生物种类和标准类型构成的三维框架结构体系表。目前，我国病媒生物控制标准已广泛应用于病媒生物监测、控制和评估工作中，在指导国家卫生城市创建中的病媒生物控制工作和有害生物防制服务规范化、科学化建设中发挥了积极作用。2010年，全国爱国卫生运动委员会办公室、卫生部制定并颁布的《病媒生物预防控制管理规定》，对病媒生物的防制起到了积极推动作用。2015年，国务院出台《关于进一步加强新时期爱国卫生工作的意见》，提出了努力创造促进健康的良好环境，要求科学预防控制病媒生物，建立健全病媒生物监测网络，定期开展监测调查，有针对性地组织开展除"四害"活动。党的十九大提出"实施健康中国战略""坚持预防为主，深入开展爱国卫生运动，倡导健康文明生活方式，预防重大疾病"。此外，《全国城乡环境卫生整洁行动方案（2015—2020年）》也提出了明确的病媒生物防控要求，为爱国卫生创建和病媒生物传染病防控奠定了坚实基础。

我国有蚊虫21属400余种，蜱100余种，鼠、螨、钉螺等类群也有大量物种分布，这些都是传播疾病的重要病媒生物。气候变化、生态环境改变、跨境人口流动、全球化、城市化等自然和社会因素均可驱动病媒生物传染病的发生和传播。作为传染病的重要组成部分，病媒生物传染病的总体风险和负担构成了严峻的公共卫生挑战，引起了全球的广泛关注。近40年，我国出现了莱姆病、人粒细胞无形体病（无形体病）、发热伴血小板减少综合征（SFTS）等新发病媒生物传染病，肾综合征出血热（HFRS）、登革热等疾病多次出现暴发流行，这些新发突发传染病可以影响我国的社会稳定、经济发展、民众健康甚至民族安危，需要引起高度重视。随着生活水平的提高，人们对健康的需求日益增长，病媒生物对人们健康和生活的滋扰已成为日益被重视的社会问题，社会对病媒生物防制工作的迫切需求进一步促进了有害生物防制业（pest control operation，PCO）的产生和蓬勃发展。病媒生物防制主体从群众运动向专业防制队伍转变，逐步实现防制模式的专业化、市场化，在病媒生物防制和创建国家卫生城市中起到了积极的推动作用。

当前，病媒生物传染病出现了"双重风险和负担"的新特点，机遇与挑战并存。作为全球科学家团队的集体智慧，《全球病媒控制对策2017—2030》为全球各地病媒生物传染病防控"双重风险和负担"提供了解决路径与创新思路。我国也急需抓住机遇，尽快制定中国病媒生物可持续控制对策和行动计划，针对我国国情，依法、科学防控"双重风险和负担"，为加速推进"健康中国"战略进程，为全球治理提供公共卫生保障。

第二章　常见病媒生物及相关传染病

第一节　蚊虫类

蚊虫属于昆虫纲双翅目蚊科。蚊科中除少数种类外，大都吸血。其中能传播疾病的主要有按蚊属（*Anopheles*）、库蚊属（*Culex*）和伊蚊（*Aedes*）属。

一、形态特征

（一）成虫

蚊虫体细足长，体表覆被鳞片，尤以翅脉上为显著。分头、胸、腹3部。

1. 头部

头部呈球形，两侧有复眼1对，前端有刺吸式口器，用于吸血。雄蚊的刺器退化，故不能叮刺吸血。

2. 胸部

胸部分前、中、后胸3个部分，各部分有足1对，足由基、转、股、胫、跗5节组成。在中胸背板两侧有翅1对，形狭长，膜质，翅脉有一定的分布，并有粉状鳞片，后翅已退化为鼓锤形的平衡棒，为飞翔时平衡身体用。

3. 腹部

腹部由10节组成，第1至第8节可以见到。最后2节变成外生殖器。雄蚊的交配器由1对抱器组成，构造复杂。雌蚊尾端有尾须1对。

（二）卵

蚊卵很小，长1毫米左右，形状不一，因种而异。刚产出时为灰白色，但很快就变成黑色或棕色。库蚊卵多为子弹头形，许多卵集结成筏状，浮于水面，一般称为卵块

（每块100～300枚卵）。伊蚊卵为单生，呈纺锤状，无浮囊，多沉于水底。

二、常见种类及危害

蚊虫种类繁多，全世界已知有2 000余种，我国已发现近300种。

1. 中华按蚊（*Anopheles sinensis*）

中华按蚊是我国广大平原地区疟疾和丝虫病的主要媒介蚊种，分布广，数量多，常是水稻产区的优势蚊种。

成蚊体中型，灰褐色，翅前缘脉上有2个大白斑，下颚须上有4个白环，以顶白环最宽。中胸背板有隐约可见的浅色条纹5条，上具少许黄色细毛。雌蚊兼吸人、畜血，黄昏后开始活动，为家野两栖蚊种。（图2-1-1）

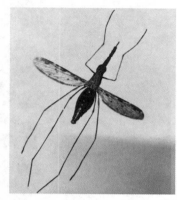

图2-1-1 中华按蚊（引自宋明昌，2004）

2. 淡色库蚊（*Culex pipiens pallons*）

淡色库蚊是最多见的蚊种。成蚊体型中等，淡褐色，喙与足深褐色，无白环，中胸背板无白色条纹。腹背各节基部有灰色横带，带的后缘平直。是斑氏丝虫病及乙型脑炎的传播媒介。（图2-1-2）

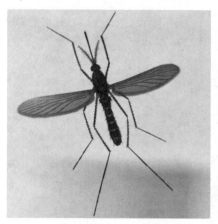

图2-1-2 淡色库蚊（引自宋明昌，2004）

3. 三带喙库蚊（*Culex tritasniorhynchus*）

三带喙库蚊分布极广，体型较小，深褐色。喙中段有一白环，中胸背板无白色条纹，翅鳞全黑色，腹背各节基部有窄的淡黄色横带，后足股胫节暗棕色，无白色鳞

片。成蚊栖息场所与中华按蚊同，嗜吸人血及猪血等。是流行性乙型脑炎的重要媒介。（图2-1-3）

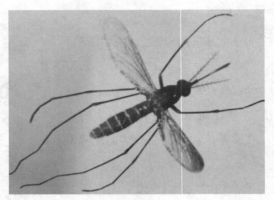

图2-1-3　三带喙库蚊（引自宋明昌，2004）

4. 白纹伊蚊（*Aedes albopictus*）

白纹伊蚊体型较小，黑色，间有白斑，中胸背板上有1条明显的白色纵纹，后足各节上均有白环，第1～2跗节上的白环在基部，第5跗节部或大部白色。是流行性乙型脑炎的重要媒介，并为登革热的主要媒介。（图2-1-4）

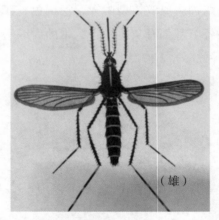

（雄）

图2-1-4　白纹伊蚊（引自宋明昌，2004）

三、生活史

蚊虫的生长发育属于完全变态型。一生分为4个时期：卵、幼虫、蛹、成虫。卵是胚胎时期，幼虫和蛹是生长时期，成虫是繁殖时期。前3个时期必须生活在水中。成蚊生活于陆地上，产卵于水中，卵在水中孵化为幼虫。幼虫经4次脱皮变成蛹，蛹羽化变成蚊。这一系列发育过程称为生活周期，即蚊虫的生活史。

1. 卵

卵为长椭球形，刚产出时灰白色，但很快就变成黑色或棕色。卵必须在水中孵化。

2. 幼虫（孑孓）

刚从卵孵化出的幼虫很小。幼虫体分头、胸、腹3个部分，每脱皮一次就长大一些。伊蚊与库蚊幼虫腹部第8节末端有或长或短的呼吸管，用以伸到水面呼吸空气，因此虫体好像倒挂于水中（俗称倒笃虫）。按蚊没有这种管状构造，但有气门，整个身体与水面平行。

3. 蛹

蛹的形状如逗号，分为头部、胸部、腹部。蛹的体色开始为灰白色或淡绿色，以后逐渐变为褐色，接近羽化时体色变深，近乎黑色。

4. 成蚊

羽化时，成蚊自蛹的背面T形纵裂钻出来，先在蛹壳上静止短时间，待体壳坚硬，体色由浅变深，翅也能伸直才起飞。

幼蚊和成蚊主要滋生环境和越冬场所如表2-1-1和表2-1-2所示。

表2-1-1　蚊幼虫种类及主要滋生环境

蚊种	主要滋生环境
淡色库蚊、致倦库蚊	人居附近污染的积水，如污水池、臭水沟、化粪池、雨水、井积水、下水道积水、建筑工地坑洼积水。
白纹伊蚊、埃及伊蚊	居民点及其周围的容器（如轮胎、缸、罐、盆、碗、破瓶等）和植物容器（如竹筒、树洞、叶腋等）以及石穴等小型积水。
中华按蚊	稻田、沼泽、芦苇塘、湖滨、沟渠、池塘、洼地积水等。
三带喙库蚊	稻田、水沟、水塘、水坑、沼泽、水井和容器积水等。

表2-1-2　成蚊种类及主要滋生环境及越冬场所

蚊种	主要滋生环境
淡色库蚊、致倦库蚊	住房、地窖、防空洞以及草丛，越冬场所有地窖、防空洞、地下室、花房、暖气沟。

蚊种	主要滋生环境
白纹伊蚊、埃及伊蚊	公园、居民区等人群聚集地。
中华按蚊	牛棚、马棚、驴棚、羊棚、猪棚。
三带喙库蚊	猪棚、牛棚、羊棚、马棚。

四、蚊媒传染病

1. 疟疾

2010年，中国疾病预防控制信息系统显示，20个省（市、区）共报告输入性恶性疟1 161例，占恶性疟报告病例数的92.3%，较上年（897例）上升29.4%。其中，云南和海南报告恶性疟病例数较上年下降，但江苏、安徽、四川、河南、湖南、江西、重庆和贵州等省（市）的输入性恶性疟比例上升幅度均超过100%。因此，仍须加强对输入性恶性疟的检测。

根据我国2002—2011年疟疾疫情报告，2002—2011年我国疟疾发病数由35 298例下降到4 479例，发病率也由0.35‰下降到0.03‰，疟疾发病数明显减少，发病率逐年降低，显示我国疟疾疫情得到有效控制。2011年我国各省疟疾报告病例数前5位分别为云南省（1 522例）、安徽省（644例）、江苏省（374例）、河南省（358例）、四川省（186例），较2010年发病率均有下降，其中云南、安徽、河南三省降幅超过40%。我国所有省份感染病例报告数大幅减少，但输入性疟疾疫情突出，各省报告病例的绝大多数为输入性病例且多为恶性疟，因输入性恶性疟引起的死亡病例也呈现逐年上升趋势。

2. 丝虫病

丝虫病曾是我国最为严重的五大寄生虫病之一，在包括山东、河南、江苏、上海、浙江、安徽、江西、湖北、湖南、四川、重庆、贵州、广西、广东、福建、海南和台湾在内的17个省（市）的864个县、市（区）都曾有丝虫病的流行，在西北的黄土高原和秦岭山区则无丝虫病发现。除山东、海南与台湾只有班氏丝虫病流行外，其他地区班氏丝虫病、马来丝虫病均有流行。据防治前估计，全国有丝虫病病人3 099.4万，其中班氏丝虫病病人2 196.2万，马来丝虫病病人903.2万。通过采用以消灭传染源为主导的防治丝虫病策略，大面积应用乙胺嗪（枸橼酸乙胺嗪）药盐普服防治丝虫病的技术措施，继之系统监测。经过多年的积极防治，截至2006年3月，我国所有的丝虫病流行区已达到消灭丝虫病的标准，并于2007年经WHO论证确认。

3. 登革热

登革热于1871年在我国厦门首次流行，以后相当一段时间未见报道；20世纪30年代起陆续在台湾、福建、上海、汉口等地出现局部流行；1978年广东佛山地区突然发生暴发流行。此后登革热几乎每年都在广东、广西、海南及福建等地区发生不同程度的流行，主要集中在广东地区。2001年澳门暴发登革热，2004年10月宁波慈溪市因归国人员发病引起流行，发病83人。2007年8—10月在福建莆田市发病250例。2009年9月浙江某地暴发登革热，引起局部流行，损失严重。全国1978—2010年共报告登革热734 637例，死亡541例。

广东省地处亚热带，年均气温高，降雨量充沛，适合蚊类的生存和繁衍。登革热的流行频率高、分布面广，流行季节一般在每年的5—11月，高峰在7—9月。在1978—2007年的30年间，大部分年份均有不同程度登革热疫情发生。20世纪90年代后期以来每年均发生流行，以1995年、2002年和2006年3次流行较严重，报告病例数分别为6 812、1 348和1 010例，多数患者病情较轻，均无死亡病例。2001—2007年共报告了3 127例登革热病例，波及广州、深圳、珠海、汕头、佛山等12个地市。登革热疫情连续发生，不排除存在地方性流行、病毒长期在本地区循环的可能。

我国台湾地区登革热沉寂了40多年。1981在屏东琉球乡突发登革热Ⅱ型引起的暴发流行，使全岛居民近80%受到感染。1987年、1988年在大高雄地区暴发流行，报告发病11 543例（确诊4 916例），无死亡病例。在此之后，登革热在台湾几乎每年都有不同程度的流行。2002年，高雄、屏东和台南地区暴发登革热Ⅰ型和登革热Ⅱ型引起的高强度流行，报告发病15 743例（确诊5 338例）；登革出血热242例，死亡21例。2006—2007年疫情扩散至台北和台中地区，共报告4 439例，登革出血热30例，死亡4例。1981—2007年登革热报告病例数共45 014例，确诊15 206例，占全国发病总数的6.13%，死亡28例，病死率为0.062 2%。台湾南部高雄一带已成为登革热低度地方性流行区。

4. 流行性乙型脑炎

在我国的热带地区，流行性乙型脑炎（以下简称乙脑）全年均有发生，而温带和亚热带地区的乙脑呈季节性流行。我国全年都有乙脑病例报告，主要集中在6—9月，除新疆、内蒙古以外，各省、市、自治区均有发病，贵州、四川、云南的发病率较高，天津、河北、福建、江苏的发病率较低。自20世纪80年代以来，随着大范围接种乙脑疫苗，我国乙脑发病率有较大幅度的下降。21世纪后，发病率均控制在十万分之一以下并持续下降，病死率从20世纪50年代的25%降至10%以下，但仍处于较高水平，2000—2009年病死率在3%～6%波动，与20世纪90年代相比略有升高。2008年发病2 975例，死亡142人；2009年发病3 913例，死亡172人；2010年发病2 541例，死亡92人。但2013年山东乙脑病例数却增加了719.6%，全年报告的病例数达400人。

5. 基孔肯雅热

在非洲、印度、东南亚和欧洲南部地区发现基孔肯雅热流行的迹象。基孔肯雅热的流行主要发生在冬季温度低于18℃的地区。20世纪60年代以后，基孔肯雅热流行区域不断扩大，向东推移至东南亚地区且流行强度不断上升。近几年，基孔肯雅热在亚洲、非洲和印度洋岛屿等热带和亚热带地区广泛流行，成为该地区日益严重的公共卫生问题。近年来，WHO公布的全球可能存在基孔肯雅热传播和流行的近40个国家和地区分布在亚洲、非洲、欧洲以及美洲。

6. 寨卡病毒病

截至2016年5月底，我国台湾地区已出现了寨卡病毒病的输入性病例；大陆地区也已发现了20例，分布于江西、广东、浙江和北京。

7. 黄热病

我国于2016年3月确诊首例输入性黄热病病例，随后北京、福建、上海等地又相继报道多例黄热病输入病例。截至2016年4月，共发现11例输入性黄热病确诊病例，均来自安哥拉经商或务工人员。

第二节　蝇类

蝇类是重要的卫生害虫，骚扰人畜并能通过体内外携带、传播多种病原体。其种类繁多，隶属节肢动物门昆虫纲双翅目环裂亚目。其中，与人类疾病有关的住区蝇类多属家蝇科、丽蝇科、麻蝇科及狂蝇科。

一、形态特征

成蝇的大小和体色因种类的不同而异。体长为6～14毫米，体色呈暗灰色、黑色、黄褐色、暗褐色或带有金属光泽的绿色、蓝色、紫色等，全身被有鬃毛。体分头部、

胸部、腹部。(图2-2-1)

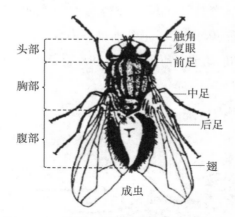

图2-2-1 蝇成虫 (引自贾德胜等, 2008)

1. 头部

头部近似半球形。1对复眼，两眼间距离多以雄蝇较窄，雌蝇较宽。头顶有3个排成三角形的单眼。颜面中央有1对触角，触角分3节，第3节最长，其外侧有触角芒。口器多为舐吸式，由基喙、中喙和1对唇瓣组成，基喙上有1对触须。吸血蝇类的口器为刺吸式，能刺入人、畜皮肤吸血。(图2-2-2)

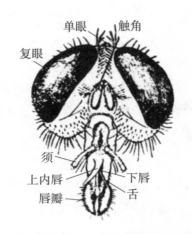

图2-2-2 蝇头部 (引自贾德胜等, 2008)

2. 胸部

胸部由前胸、中胸和后胸组成。中胸特别发达，从背面看到的大部分为中胸的部分，称为盾片。中胸背板和侧板上的鬃毛、斑纹等特征是分类的根据。前胸与中胸间有一横沟，称为盾沟。盾片后为小盾片，中有一横沟，称为小盾沟。前翅1对，有6条纵脉，均不分支。第4纵脉弯曲，形状不一，为某些种属的鉴别特征。后翅退化为平衡棒，是蝇在飞翔时的平衡感觉器官。足分前足、中足、后足，共3对。足有基节、转节、股节、颈节、跗节和前跗节。前跗节有爪和爪垫各1对，爪垫和足上密布鬃毛，均可携带多种病原体。（图2-2-3）

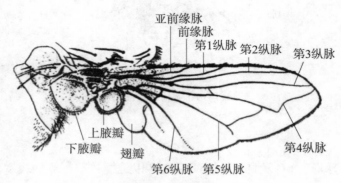

图2-2-3　蝇翅（引自武秀兰等，1999）

3. 腹部

腹部由10~11节组成，一般仅可见前5节，后5节演化为外生殖器。雌性外生殖器称产卵器，一般缩在腹部内，产卵时伸出。雄性外生殖器构造复杂，其形态在蝇种鉴定上起重要作用。

二、生活史

蝇为全变态昆虫，除少数蝇类（如麻蝇）直接产幼虫外，生活史有卵、幼虫、蛹和成虫4个阶段。（图2-2-4）

1. 卵

多为椭球形或香蕉状，长约1毫米，乳白色。常数十至数百粒堆积成块。自产卵至孵化所需的时间与温度有关。麻蝇卵胎生，直接产幼虫。

2. 幼虫

俗称蛆，圆柱形，前尖后钝，乳白色。活动范围一般在滋生物表面及周围。幼虫有3个龄期。幼虫生长期间若温度过高、相对湿度过大、阳光直射或浸入水中，均易死亡。

3. 蛹

3龄幼虫成熟后不再摄食，迅速离开滋生地到周围0.5～1米的阴凉松土内化蛹。蛹圆筒状，长5～8毫米，棕褐色至黑色。在夏秋季，蛹一般3～6天羽化，如家蝇。

4. 成虫

新羽化的成蝇爬行活泼，到适宜的地点而后静止，静止期延续1～1.5小时或更长的时间。期间翅延伸，表皮硬化。

蝇整个生活史所需时间与蝇种、温度、湿度、食物等因素有关。寿命视蝇种而有不同，多为1～2个月。

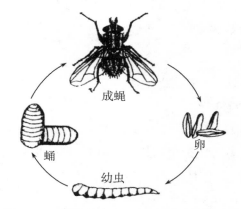

图2-2-4 蝇生活史（引自武秀兰等，1999）

三、生态习性

1. 滋生习性

滋生习性因地区、季节、场所和滋生物质的状态而异。蝇以有机物为食，各种有机物丰富之处都可能成为其滋生地。滋生地根据性质的不同，可分为粪便类、垃圾类、植物质类和动物质类。

2. 食性

成蝇的食性复杂，大致分为3类：不食蝇类的口器退化，不能取食，如狂蝇；吸血蝇类以动物与人的血液为食，如厩螫蝇；非吸血蝇类多数种类为杂食性，腐败的动、植物，以及人和动物的食物、排泄物、分泌物和脓血等均可为食。蝇存在边吃、边吐、边排粪的习性，在传播疾病上具有重要意义。

3. 栖息与活动

蝇的栖息与活动因种类、温度、光线、食物而异。蝇白天活动有趋光性和厌暗处特点，夜间常停落于天花板、电线或悬空的绳索上。活动受温度的影响较大，如家蝇30℃时最活跃，40℃以上和10℃以下便濒于死亡。蝇善飞翔，如家蝇每小时可飞行6~8千米，有时可随车、船等交通工具进行远距离扩散。

4. 季节消长

蝇对气候有相对严格的选择性。一般可将我国蝇类分为春秋型（如巨尾阿丽蝇）、夏秋型（如大头金蝇、丝光绿蝇、麻蝇）、夏型（如厩螫蝇）和秋型（如家蝇）。

5. 越冬

大部分蝇类以蛹越冬，如金蝇、丽蝇、麻蝇；少数蝇类以幼虫和成虫越冬，前者如绿蝇，后者如厩腐蝇。越冬的幼虫多在滋生物底层；蛹在滋生地附近的表层土壤中；成虫蛰伏于墙缝、屋角、菜窖、地下室等温暖隐蔽处。

四、主要蝇种

1. 家蝇（*Musca domestica*）

家蝇又称舍蝇、饭蝇。体长5~8毫米，体表无金属光泽。胸部背板有4条黑色纵纹。翅第4纵脉末端向上急弯成折角，其末端与第3纵脉相遇。腹部橙黄色且第1、2合背板尤明显。杂食性且滋生范围广泛，多生活在粪便、垃圾和有机质丰富的地方，秋季是其繁殖高峰期。（图2-2-5）

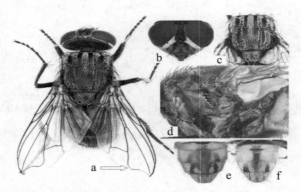

a. 翅；b. 头部；c. 胸部；d. 胸部侧面观；e. 腹部。

图2-2-5 家蝇

2. 市蝇（*Musca sorbens*）

市蝇又称山蝇，属于蝇科家蝇属。体较家蝇略小，体长5~6毫米，体表无金属光泽。与家蝇不同的是，其胸部背板纵黑条在后半部合并为2条，呈"四并二"（YY）状且腹部第1、2合背板黑色，无黄斑。在我国分布广泛，以东部地区种群密度为高。

食性非常复杂，属于杂食性蝇类，可以取食人的食物、人和畜禽的分泌物和排泄物、厨房残渣和其他垃圾以及植物的液汁等。常滋生于地表的人、畜粪块和垃圾中，繁殖盛期在夏季。（图2-2-6）

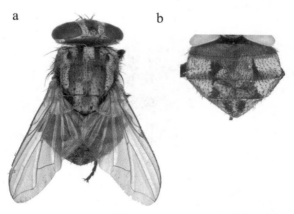

a. 正面观；b. 腹部。
图2-2-6 市蝇

3. 大头金蝇（*Chrysomyia megacephala*）

大头金蝇又称红头金蝇，属于丽蝇科金蝇属。体长8～11毫米，体表有青绿色金属光泽。胸背无黑色纵纹，复眼深红色，颊部橙黄色。下腋瓣有毛，翅下大结节有毛。在我国它分布比较广泛，种群数量和活动季节南北方相差较大，越往南，种群数量越大，活动季节越长。稀人粪和腐败动物质是其主要的滋生场所，是夏秋肠道传染病的主要传播蝇种。（图2-2-7）

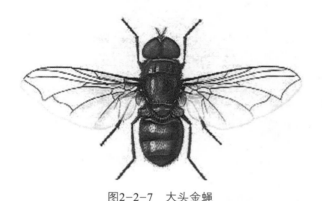

图2-2-7 大头金蝇

4. 巨尾阿丽蝇（*Aldrichina grahami*）

巨尾阿丽蝇又称青蝇，属于丽蝇科。体长5～12毫米。体表有暗青色金属光泽。中胸盾沟前的中央有3条明显的黑色纵条，正中1条略宽。雄性尾器特别巨大，呈桃形。

全国分布广泛，但以东部和降水超过500毫米的地区为主。滋生场所以半稀的人粪和腐败动物尸体为主，春季和晚秋是其繁殖高峰期。（图2-2-8）

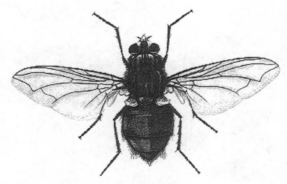

图2-2-8 巨尾阿丽蝇

5. 红头丽蝇（*Calliphora vicina*）

红头丽蝇属于丽蝇科。体长6～13毫米，体表有暗青色金属光泽。下腋瓣有毛，颊前方至少一半呈红棕色。中胸盾沟前的中央仅有2条黑色纵条。雄性尾器不特别巨大，可与巨尾阿丽蝇相区别。幼虫主要滋生在腐败动物尸体和人粪中，春季和晚秋是其繁殖高峰期。（图2-2-9）

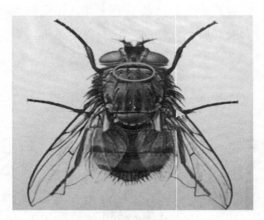

图2-2-9 红头丽蝇

6. 丝光绿蝇（*Lucilia sericata*）

丝光绿蝇又称绿豆蝇，属丽蝇科绿蝇属。体长5～10毫米，体表有绿色金属光泽。胸背无纵纹，肩胛上肩鬃后区小毛在6个以上；背鬃发达排列成纵行，从后背面看，第2个前中鬃的长度达第1个后中鬃处。翅前缘基鳞黄色。第4纵脉向上强弯，与第3纵脉

相距颇近。全国分布广泛，腐败动物尸体是主要滋生场所。在春、夏、秋3个季节均能大量繁殖。（图2-2-10）

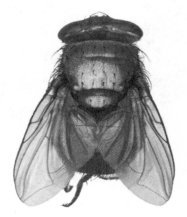

图2-2-10 丝光绿蝇

7. 铜绿蝇（*Lucilia cuprina*）

铜绿蝇形态特征与丝光绿蝇很相似。主要区别点是，其肩胛上肩鬃后区小毛在4个以下，第2个前中鬃的长度未达第1个后中鬃处。主要滋生在腐败动物质和垃圾中。夏、秋季是其繁殖高峰期。（图2-2-11）

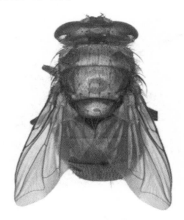

图2-2-11 铜绿蝇

8. 亮绿蝇（*Lucilia illustris*）

亮绿蝇属丽蝇科绿蝇属。体长可达9毫米，体表有绿色金属光泽。翅前缘基鳞黑色，腹部各背板无明显的暗色后缘带。后中鬃2对，第1对后中鬃着生在第2对后中鬃水平线前方。主要滋生在腐败动物质、人粪和垃圾等。种群数量以东北、华北为多，夏季是其繁殖高峰期。（图2-2-12）

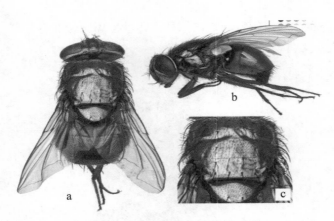

a. 正面观；b. 侧面观；c. 胸部侧面观。

图2-2-12 亮绿蝇

9. 棕尾别麻蝇（*Boettcherisca peregrina*）

棕尾别麻蝇属麻蝇科别麻蝇属。体长6~12毫米，暗灰色。胸背有3条黑色纵纹，第4纵脉向上强弯，与第3纵脉相接近。腹部背面有黑白相间的棋盘状斑，体表常有强壮鬃毛。雄蝇腹部长圆形，雌蝇腹部短卵形。为全国性分布的种类，卵胎生，直接产蛆。幼虫滋生习性也较广泛，稀人粪是其主要滋生场所。繁殖高峰在夏、秋季。（图2-2-13）

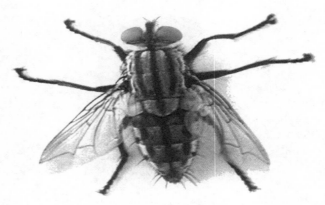

图2-2-13 棕尾别麻蝇

10. 厩腐蝇（*Muscina stabulans*）

厩腐蝇又称大家蝇，属于蝇科腐蝇属。体长6~9毫米，体表无金属光泽。胸部背板中央有2条黑色纵条，其两侧有4块黑斑。小盾片末端呈黄棕色。第4纵脉向上微弯。后足股节基半部黑色，端半部黄色，颈节全黄色。在我国它广泛分布，以东北、华北和西北为主。为粪食性蝇类，腐败植物、人粪和畜粪等是主要的滋生场所。繁殖高峰在春、秋季。（图2-2-14）

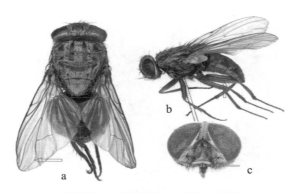

a.正面观；b.侧面观；c.头部正面观。

图2-2-14 厩腐蝇

11. 夏厕蝇（*Fannia canicularis*）

夏厕蝇又称黄腹厕蝇，属家蝇科厕蝇属。体长5~7毫米，体表无金属光泽。触角芒上无毛，腹基部为黄色。雄性胸部背板有3条黑棕色纵纹，雌性不明显。雄性腹部有倒T形暗斑，雌性不明显。在我国主要分布于西北、华北和东北地区，主要以禽畜粪、人粪和腐败植物质为滋生场所，繁殖高峰在夏季。（图2-2-15）

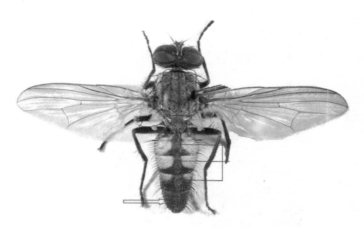

图2-2-15 夏厕蝇

12. 元厕蝇（*Fannia prisca*）

元厕蝇形态与夏厕蝇相似，但体色较灰。雄性腹部有清晰的正中暗色纵条，雌性的不明显，易与夏厕蝇相区别。在我国广泛分布，但在华东、中南和华南地区数量较多。幼虫多滋生于粪堆或腐败植物内，繁殖高峰在春、秋季。（图2-2-16）

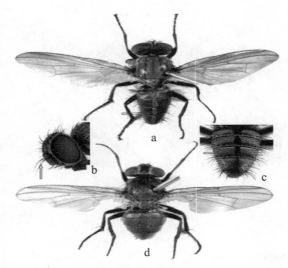

a. 雄性正面观；b. 头部正面观；c. 胸部正面观；d. 雌性正面观。

图2-2-16　元厕蝇

13. 伏蝇（*Phormia regina*）

伏蝇体长可达10毫米，体表有暗绿色金属光泽。触角大部红色，下颚须呈棕黄色。翅下大结节无毛，下腋瓣无毛棕黄。在我国主要分布于东北、华北和西北地区。幼虫主要滋生在腐败的动物质、屠宰场的废料中。初夏季节是其繁殖高峰。（图2-2-17）

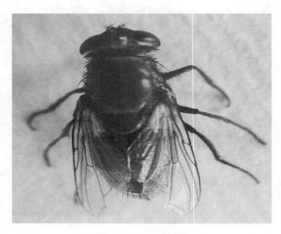

图2-2-17　伏蝇

14. 新陆原伏蝇（*Protophormia terraenovae*）

体长可达13毫米，体表有暗紫色金属光泽，无条纹。下颚须呈橘红色。下腋瓣无毛棕黄，翅下大结节无毛。在我国主要分布于西北、华北和东北地区。幼虫为尸食性兼粪食性，主要滋生于腐败的动物或血料中。繁殖高峰在夏季。（图2-2-18）

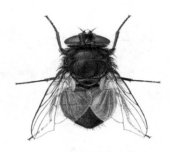

图2-2-18 新陆原伏蝇

五、蝇类与疾病的关系

蝇类骚扰人、畜并能通过体内外携带的病原体传播多种疾病，某些蝇类能刺吸人、畜血液或寄生于人、畜体内，致患蝇蛆病。

1. 机械性传播疾病

蝇类通过停落、舔食、呕吐和排泄等活动机械携带病原体。可分为体外携带与体内携带，而以体内携带方式更为重要。据不完全统计，蝇类机械性传播的病毒约30种，细菌百余种，立克次体10余种，原虫约30种。可传播多种疾病，如痢疾、霍乱、伤寒、脊髓灰质炎等消化道疾病，肺结核和肺炎等呼吸道疾病，雅司病、皮肤利什曼病、细菌性皮炎等皮肤疾病，沙眼和结膜炎等眼病。

2. 生物性传播疾病

出现在热带非洲的舌蝇（俗称采采蝇）在吸血时能传播西非锥虫和东非锥虫，而使人体患锥虫病（也称睡眠病）；某些蝇类可作为眼结膜吸吮线虫的中间宿主，当蝇舐吸人眼时侵入眼内而使人感染眼吸吮线虫病。

第三节　鼠类

鼠，属于脊索动物门脊椎动物亚门哺乳纲啮齿目。啮齿目全世界共有2 000余种。据调查，我国有鼠类200余种，80%以上的种类不同程度地对人类及其生存环境造成危害或具有潜在威胁。

一、形态特征

鼠的体躯从外形上可分为头、躯干、尾及鼠毛等部分。体两侧对称。（图2-3-1）

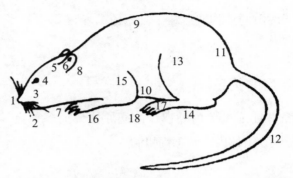

1.吻；2.须；3.颊；4.眼；5.额；6.耳；7.喉；8.颈；9.背；10.腹；11.臀；12.尾；13.股；
14.后足；15.肩；16.前足；17.趾；18.爪。

图2-3-1 鼠的外形（引自汪诚信，2005）

1.头部

鼠的头部特征明显，是鼠的感觉和取食中心，有脑、感觉器官（眼、耳、鼻等）和摄食器官（口部），由颈部与躯干部相连接。鼠的头部发达，有利于搜捕食物、逃避敌害或应付环境中随时可能发生的变化。

眼位于头的中侧背后方。眼的发达程度与其生活习性密切相关。完全营地下生活的种类的眼很小，如鼢鼠、棕色田鼠有"瞎老鼠"之称。一般的种类有发育完全的眼，尤其生活于开阔的草原、荒漠地区种类的眼相当发达，如黄鼠的眼大而圆，有"大眼贼"之称。

耳着生于眼的后背方，较靠近颈部。多数鼠种具有明显的耳壳，但完全营地下生活的种类，如鼢鼠等的耳壳相当退化，通常隐藏于毛下，外面不可见。生活在开阔的景观中的鼠种，通常具有发达的听觉器官，如跳鼠类的耳壳相当发达，耳长可达体长的1/4左右，长耳跳鼠的可长达体长的1/2。耳壳的发达程度常被用作鉴别特征。如黑线姬鼠的耳壳向前折可达到眼部，而褐家鼠的耳壳向前折拉不能盖住眼部。耳长指耳孔下缘至耳壳顶端（耳毛除外）的距离。耳长是鼠的基本特征之一，耳长等外形量度均以毫米为最小单位，如小家鼠耳长11～14毫米。

鼻位于口的上面，鼻的前方有鼻孔与外界相通，为嗅觉器官，一般不用于种类识别。在口的周围有多根须，这些须亦有感觉功能。

一般上、下颌有牙齿，牙齿多为再生齿，并分化成门齿、犬齿、前臼齿和臼齿。上、下门齿各1对，呈凿状，为无齿根，终生生长。鼠通过咬啮物体磨短门齿，以保持适当的长度。鼠无犬齿，在门齿与门齿（或前臼齿）间有一段空缺，称为齿隙。

2. 躯干

鼠的躯干是鼠身的主体，为最大的部分，躯干外部可分为数个区域，内部包含全部内脏，其下方着生四肢。躯干是鼠的运动和繁殖中心。躯干的背方自前向后分为背部、腰部和臀部。腹方分前后两部分，分别为胸部和腹部。前肢上方的区域称为肩，后肢上方的区域称为股。雌鼠在腹方着生数对乳头。肛门为躯干部与尾部的分界点。

四肢分为1对前肢和1对后肢。前肢由上臂、前臂和前足3部分组成。前足分为腕、掌、指3部分，在指上着生爪。后肢由股、胫、跗和后足4部分组成。后足分为跖和趾2部分，在趾上亦着生爪。鼠的指（趾）和爪都向着前方，有利于支撑身体和快速行走。鼠四肢的发达程度与其生活习性相关，如跳鼠类的后肢相当发达，适于远距离跳跃，鼢鼠类前肢和爪健壮发达，适于掘土。鼠的后足长亦为鼠的个体的基本数据之一。后足长指后肢的踵部（跗与胫交界处）至最长趾末端（爪不计算在内）的长度，这一长度是识别鼠种的依据之一。（图2-3-2）

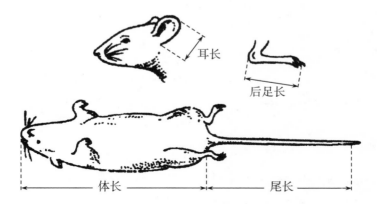

体长：从吻到肛门后缘；尾长：从肛门后缘到尾尖（去除尾尖上的毛）；后足长：从踝关节到后趾尖（去除趾甲）；耳长：两耳基部连线中点到耳尖（去除尖上的毛）。

图2-3-2 啮齿动物的体征数据测量（引自郑智民等，2008）

3. 尾部

鼠的尾部紧接在躯干部之后，为一根细长鞭状物，两者的分界处就是肛门。不同种类尾部的发达程度差异很大。如跳鼠类尾长而大，在跳跃时起平衡身体的作用；巢鼠的尾端可以卷曲，能使鼠体悬挂于植物体上；树栖性的松鼠类尾通常均较发达，在运动时起平衡身体的作用；而鼢鼠类、一些田鼠类主要营地下生活，一般行动速度较慢，因而尾部亦不发达。尾长为鉴别鼠种甚至属、科的依据之一。尾长指肛门至尾末端的距离，不包括端部的毛在内。

4. 鼠毛

鼠体表被毛，多数类群的毛形成隔热层，保持高而恒定的体温，减少对环境的依赖。毛的长度、密度、质地、颜色随种类而异。一般来说，寒冷地区的种类毛厚密，热带地区的种类毛短而稀，营半水生生活的种类毛较少。毛的色泽所形成的斑纹在不同的种类中亦有明显的区别。如花鼠类体背具数条黑色纵纹，黑线姬鼠、黑线仓鼠体背具1条明显的黑纵纹，社鼠、板齿鼠的背面中央为黑褐色。许多鼠种的背毛色泽较深，腹毛较浅。有些种类某部位的毛色特别醒目，如社鼠的尾尖端毛白色，因此又称为"白尾星"。子午沙鼠的尾毛全为锈黄色，因此被称为"黄尾巴老鼠"。

二、生活史

鼠的生长和发育可分为幼体、青年体、亚成体、成体和老年体等5个年龄阶段。刚出生的幼鼠主要在鼠窝内生活，随后逐渐长大，离开鼠窝单独行动。一般2～3个月性成熟，即可交配、受孕。3～9个月大时达到繁殖生育高峰期，随后逐渐减退；一年四季都可繁殖。鼠的寿命长短不一，鼠种间相差很大，家鼠寿命一般为1～2年。

三、生态习性

鼠通常在夜间活动，白天休息。家鼠多栖息在厨房、杂物堆、牲畜圈、饲养房、仓库、下水道、电线电缆沟；野栖鼠大多栖息在农田及丛林。鼠的生态习性表现在以下几方面。

1. 食性

鼠食性杂，多数鼠都以植物性食物为主，如水稻、红薯、花生、玉米、甘蔗、水果、蔬菜等，也会取食其他食物，如肉类、小昆虫、浆糊、粪便等。在上述食物紧缺的情况下，还可取食草根、小鱼、小虾等。家鼠对食物和水的摄食量因种而有差异，如褐家鼠和黄胸鼠摄食量较多，一般每天需吃15～20克食物，每天均要饮水15～30毫升。如果一天不喝水，其生存将受到威胁。小家鼠的摄食量和饮水量较少，而且取食场所不固定。

2. 栖息

鼠栖息场所广泛，生活在地面、地下、室内、室外，凡人类生活的地方均有鼠栖息。常以洞穴而居。但不同鼠种都有一定的栖息范围，家鼠主要栖息在人、畜居住的室内或附近。其中黄胸鼠多栖息于建筑物的上层；褐家鼠和小家鼠均栖息于建筑物的底层或基层。而野鼠栖息在田野、山林、草地和树丛等地。

3. 活动

在各种环境中都有鼠活动的足迹。鼠活动的节律为昼伏夜出，一般每天17：00—20：00和4：00—6：00是活动高峰期。家鼠多沿墙根或家具边行走，且有明显鼠道。野鼠沿田埂、草丛与山林边等处奔跑，鼠道不很明显。鼠的活动主要有如下特点。

（1）爱打洞。鼠善于打洞，常在地面打洞建巢。一般洞道长0.5～3米，最长可达13.95米，深0.3～0.5米。洞口2～7个。家鼠巢穴垫物多为碎布、废纸和棉花。

（2）善攀爬。鼠攀爬能力强。如黄胸鼠能在树枝、绳索、天线、管道和墙缝上攀爬和行走；褐家鼠可在砖墙和其他粗糙墙面及管、线上攀爬。

（3）能跳跃。褐家鼠能垂直跳高60厘米，在紧迫的情况下，从15米高的房屋上跳下，也不会跌伤。小家鼠能垂直跳高30厘米。

（4）有咬啮习惯。鼠有坚硬而锐利的门齿，能咬多种建筑材料，如木材、铝板和铅管等。

（5）会游水和潜水。褐家鼠可在河涌或溪流边、沼泽地、下水道系统和水稻田中游泳与潜水。可在水中漂浮60余小时，潜水达30秒。可从阴沟进入住宅，还可借助下水道窜入高层建筑物。

4. 适应性

鼠的适应能力强，可在各类环境中生活。从北方到南方，从热带到寒带，从陆地到海洋，从高山到平原都能生长发育。有些鼠对新物体有一定的恐惧与回避行为，特别是褐家鼠对新物体反应最为强烈，对环境中出现的新物体，往往经过先试探、细观察之后才敢接触。这种行为给灭鼠工作带来一定困难。野鼠对新物体的反应较轻，甚至没有反应。

5. 感觉

鼠的感觉器官较发达，但种群之间也有差异。

（1）嗅觉，利于寻找食物与求偶，还可进行个体间的联系。常在活动路线留下屎尿等分泌物以标志领域范围。

（2）味觉，能区别食物中低浓度的异味和杂物。

（3）听觉，能听到50米以内人走路的脚步声，还能听到人、猫听不到的超声波。

（4）触觉，依靠触须与体毛的功能进行定位、定向，以致不会与物体发生碰撞。

（5）视觉，家鼠虽为色盲动物，但对光的敏感性较强，适应夜视，可在夜间辨别1米内的固定物体，可看到10米内移动的物体。此外，鼠的记忆力较强，善于吸取教训，一旦未被毒死或未被捕获，就会成为难灭的老鼠。

6. 迁移

鼠有迁移的习性。种群密度高、食源缺乏、人为灭鼠等改变环境，都会引起鼠的迁移。同时，鼠类还可以随着交通工具进行长距离的迁移。

7. 繁殖

鼠类的繁殖能力强，在南方地区一年四季均可繁殖。幼鼠约3个月性成熟后即可交配生育。雌鼠产仔后即可交配怀孕，孕期一般为20天左右。野鼠的繁殖力较弱。

四、常见鼠种

常见鼠种有褐家鼠、小家鼠、黑线姬鼠、黄胸鼠、黑线仓鼠。

1. 褐家鼠（*Rattus norvegicus*）

褐家鼠是大型家栖鼠。成鼠体重150克左右，最重可达850克。体长160～210毫米，尾长等于或稍短于头躯长，耳短而厚，前折不及眼。背部棕褐色至灰褐色，腹部灰白色，尾毛上黑下白，稀疏，鳞片明显。（图2-3-3）

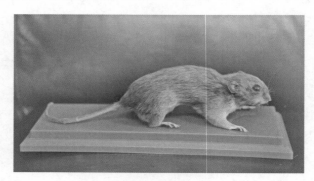

图2-3-3 褐家鼠（标本）

褐家鼠为常见家栖鼠亦栖于野外，在居民区喜居于建筑物下层及比较潮湿处。在厨房、厕圈、垃圾堆、暖气沟、冷库和下水道等处常见。也分布在居民点周围的农田、沟渠、场院等地。褐家鼠食性杂、食谱广，粮食、鱼肉、水果以及垃圾、粪便等均取食，较喜食含水量高的食物。能钻过1.25厘米见方的缝隙，能爬过水平或垂直的电缆，能在直径4～10厘米垂直的管道内或直径7.5厘米垂直的管道外上下爬，沿光滑垂直的墙面爬高33厘米，沿砖墙可爬到建筑物的上层，跳高可达1米，跳远可达1.2米，在开阔的水面上可游0.8千米。以夜间活动为主，傍晚和清晨各有一个活动高峰，无人处白天亦照常觅食。褐家鼠生性多疑，对新出现物品常观察、回避一段时间。其洞穴随环境而异，比较多样化。在农村，常随食物和温度而迁移于室内外。繁殖力强，条件好时每年可繁殖6～8次，每胎7～10只。仔鼠3个月成熟，寿命2年左右。在我国主要分布于广东、澳门、海南、福建、上海、黑龙江、吉林、内蒙古、辽宁、河北、北京、天津、山东、宁夏、陕西、浙江、安徽、江苏、青海等地。

2. 小家鼠（*Mus musculus*）

小家鼠是小型家栖鼠，成鼠体重15克左右，体长60～80毫米，尾长与头躯长相当或略短。其毛色随季节和环境而异。通常背部灰棕、灰褐或黑褐色，腹部灰白或灰黄色，尾部上为黑褐色，下为沙黄色。上门齿有缺刻。（图2-3-4）

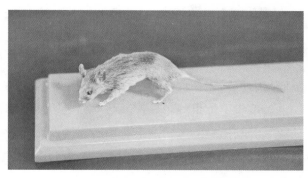

图2-3-4　小家鼠（标本）

小家鼠家、野两栖，在不少地区常年居于野外。居民区、场院、农田均可看到。在建筑物中，常居于其下部，但对高层建筑的适应性强于褐家鼠，高层也可见到。食性杂，较喜食各种种子，尤其是小粒谷物种子。日食量3～5克，日饮水量1～2毫升。在野外，也食草叶、草籽和少量昆虫。其取食的特点是时断时续，每次取食量甚少，场所不固定，经常来往于食物和栖息处之间。耐渴，需水量少于褐家鼠。

以夜间活动为主，在野外或泥土地的住宅有较简单的洞穴，但在办公桌、衣被、家具中亦常栖息。在有些地区，它随谷物的收割从野外进家，春后迁移至野外。繁殖力强，条件适宜时四季皆可生育，产后又可受孕。每胎6～8只，仔鼠2个月即可成熟。由于它耐药能力较强，活动范围小，生存要求低，较难消灭，故在多次灭鼠地区，它在残存鼠中的相对数量往往上升。它也是世界性分布的鼠类，在我国各省份均可见到。

3. 黑线姬鼠（*Apodemus agrarius*）

黑线姬鼠是小型野栖鼠类，体长65～117毫米，尾长与头躯长相近。背部中央有1条黑线条纹，从两耳间一直延伸至尾基。南方少数地区黑线姬鼠的黑线不明显。（图2-3-5）

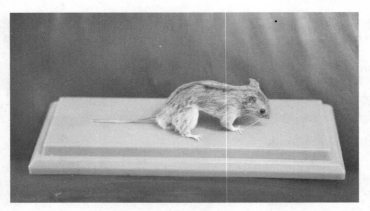

图2-3-5 黑线姬鼠（标本）

黑线姬鼠喜居于向阳、潮湿、近水处。在农业区多栖息于田埂、防风林堤坝和土丘上。在苗圃、果园、荒地也可发现。在北方，冬季偶尔进入住宅，尤其是在尚无家鼠的新建居民点，其密度可达较高水平。随着家鼠的定居和数量增加，它的密度下降。食性杂，随季节而异，以植物性食物为主，秋、冬季以种子为主，春、夏季以植物的绿色部分为主，也食瓜果、昆虫等。以夜间活动为主，黎明和傍晚甚为活跃。不冬眠，春、秋季活动频繁。其栖息场所常随采食场所而变动。洞穴较简单，无一定规律。每年繁殖3～5胎，每胎5～7只。春、秋季各有一个繁殖高峰，一般以秋峰为主，冬季很少繁殖。仔鼠约需3个月成熟，平均寿命约1年半。在我国主要分布于辽宁、贵州、云南、西藏、上海、浙江、江苏、江西、湖南、广东、香港、海南、广西、福建、台湾等地。

4. 黄胸鼠（*Rattus tanezumi*）

黄胸鼠比褐家鼠略小，成鼠体重120克左右。体长140～180毫米，尾长超过头躯总长，耳大而薄，前折及眼。腹面毛尖棕黄，尾部上下一色。（图2-3-6）

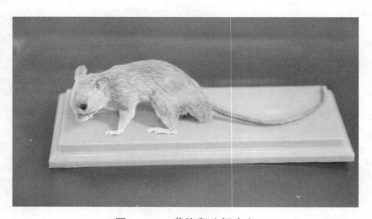

图2-3-6 黄胸鼠（标本）

善攀登，多隐匿于房屋上层，常在屋顶、天花板、橡瓦间隙等处营巢。在南方有些地区，它整年生活在野外，洞穴较简单。黄胸鼠杂食，但比褐家鼠偏于素食。多在夜间活动，对新物品的疑心不及褐家鼠重。在农村常随农作物的生长情况而在住宅与田野间迁移。黄胸鼠全年皆可繁殖，每年3～5胎，每胎5～6只。仔鼠3个月性成熟，寿命约2年。主要分布在我国南方和长江流域，最北可达郑州、西安一带。

5. 黑线仓鼠（*Cricetulus barabensis*）

黑线仓鼠体型较小，体长约95毫米，外表肥壮。有颊囊，故两腮很大。背毛黄褐色，背中线有一黑色条纹，有时条纹不甚明显。腹毛灰白色，尾上下两色。吻钝，耳圆。尾甚短，约为体长的1/4。（图2-3-7）

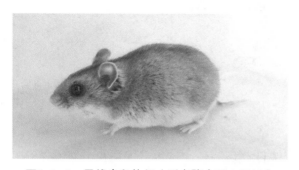

图2-3-7 黑线仓鼠体征（引自陈中正，2023）

广泛栖息于草原、半荒漠、农田、山坡等地。洞口1～3个，直径约3厘米。洞道分叉较多，分支的末端扩大作为仓库。窝巢较深，有时距地面可达1米。偶尔进入室内。主要以种子为食，还吃草本植物的绿色部分、昆虫等。日夜都活动，以黄昏和清晨为高峰。活动范围小，多在数10米以内。不冬眠，但冬季较少出洞。有储粮习性，秋季在洞中存放大量粮食或草籽。春、秋各有一个繁殖高峰，每胎一般4～7只。主要分布在东北、华北和华中地区，华东地区的山东、江苏、安徽亦有分布。

五、鼠类相关疾病

鼠类繁殖快，数量多，分布广，适应性强，可传播多种疾病，造成重大经济损失。目前已知鼠类可以传播57种疾病，其中细菌性疾病14种，病毒性疾病31种，立克次氏体病5种，寄生虫病7种。在我国有78种鼠可传播疾病。几乎所有常见的农林害鼠都可以传播疾病。

1. 鼠传疾病分类

（1）细菌性传染病，包括鼠疫、霍乱、莱姆病、流行性斑疹伤寒、落基山斑疹热、兔热病、钩端螺旋体病、鼠咬热、回归热、巴尔通体病、伤寒、副伤寒、沙门氏菌类病等。

（2）病毒性传染病，包括流行性出血热、森林脑炎、牛痘、狂犬病等。

（3）其他传染病，包括血丝虫病、旋毛虫病、弓形体病、恙虫病、鼠绦虫病、毛细线虫病等。

2. 传播途径

（1）鼠体外寄生虫作为媒介，通过叮咬人体吸血时，将病原体传染给人。

（2）体内带致病性微生物的鼠，通过鼠的活动或粪便污染了食物或水源，造成人类食后发病。

（3）老鼠直接咬人或病原体通过外伤侵入而引起感染。

第四节　蟑螂

蟑螂属昆虫纲蜚蠊目，是一种比较古老的昆虫，早在3.5亿年前就生活在地球上了。由于其适应性强，活动范围广，早已从发源地非洲大陆通过海商船、货物等，被带到南美、东欧和南亚的港口城市，现在已广泛分布于世界各地，是当今重要的卫生害虫之一。

一、形态特征

体形椭圆，背腹扁平，体长不等，大的可达35毫米，小的不到15毫米，体色因种而异，有红褐色、深褐色和浅灰色。（图2-4-1）

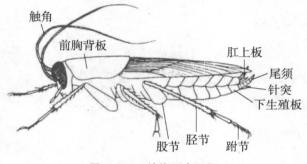

图2-4-1　蟑螂形态图解

1. 头部

头部较小，在胸前方，向腹面弯曲，头大部分隐藏在前胸之下，从背面只能看到头顶端的一小部分。头部具有一对细长而分节的触角；复眼、单眼各1对；口器为咀嚼式，下颚须5节，下唇须3节。（图2-4-2）

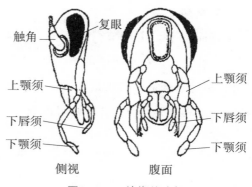

图2-4-2 蟑螂的头部

2. 胸部

呈扁平状，由前、中、后胸3节组成，各节由背板、腹板、侧板组成。前胸背板较大，略呈扇形，形似盾板，是蟑螂种类鉴别的重要部位。（图2-4-3）

3. 翅

有翅或翅退化，有翅的蟑螂在中胸及后胸各着生翅1对。前翅革质，后翅膜质，翅褐色而半透明，翅脉分支甚多。不飞时后翅如褶扇状隐于前翅下面。（图2-4-3）

4. 足

有3对，分前、中、后足，各足由前向后增大。步行足强劲有力，适宜疾走。每足由基部、转节、股节、胫节、跗节构成，胫节长，跗节分为5节。（图2-4-3）

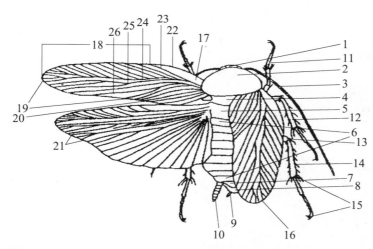

1.头部；2.前胸背板；3.触角；4.中胸背板；5.后胸背板；6.腹节；7.肛上板；8.下生殖板；9.尾刺；10.尾须；11.前足；12.中足；13.后足腿节；14.后足胫节；15.后足跗节；16.前翅；17.前缘域；18.缘胫域；19.中肘域；20.臀区；21.翅端三角；22.前缘脉；23.亚前缘脉；24.胫脉；25.中脉；26.肘脉。

图2-4-3 蟑螂的胸、翅、足等外部形态

5. 腹部

宽而扁平，由10节组成，第一腹节背板很小，腹背退化。第10节背板雌雄均显著，称肛上板。在雌雄腹部末端有短的尾须1对，有的可分为15节。雌虫腹板最末为第7节，呈叶状构造；雄虫最末腹板为第9节，其上生有1对腹刺。常为雌雄鉴别的特征。在第6、7腹节的背面有背腺开口，雌雄虫体的尾部均有1对分节的尾须。（图2-4-4）

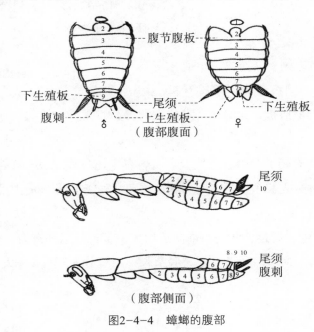

图2-4-4　蟑螂的腹部

6. 生殖器

雄虫的生殖器位于腹部末端，在肛上板和生殖板之间。雌虫的生殖器在肛上板和生殖板之间，是完全隐蔽式的。（图2-4-5）

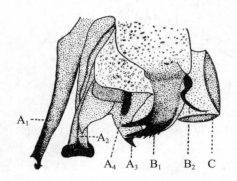

A₁—A₄. 左阳体第1—4分支
B₁、B₂. 右阳体第1、2分支
C. 腹阳体

图2-4-5　蟑螂的生殖器

二、生活史

蟑螂是渐变态昆虫，生活史有卵期、若虫期和成虫期3个发育阶段。（图2-4-6）

1. 卵

卵呈窄长形，乳白色，半透明，在卵鞘中排成整齐的2列。卵鞘中含卵数因种类而不同，即使同一种蟑螂卵鞘中的卵数也可因环境条件以及产卵次数而有所差异，少则几粒，多则50多粒。卵期28～90天。

2. 若虫

刚从卵鞘孵出的若虫都聚集在卵鞘周围，呈白色，以后颜色逐渐变深，并散开活动。若虫形状类似成虫，只是虫体小，无翅，性器官未成熟。若虫发育缓慢，必须经历多次蜕皮，逐渐长大。若虫最后一次蜕皮后，长出翅膀，羽化为成虫。若虫期一般历时30～450天。

3. 成虫

若虫羽化后变成成虫，即可交配，约交配后10天开始产卵。一只雌虫一生可产卵鞘数个或数十个不等。雌虫寿命约半年，雄虫寿命较短。

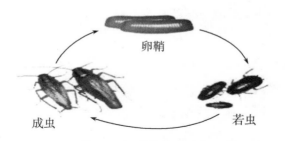

卵鞘

若虫

成虫

图2-4-6　蟑螂的生活史

三、生态习性

1. 食性

蟑螂属杂食性昆虫，但对含糖的食物如米饭、面包、红糖等尤为喜食，蟑螂的耐饥饿性较强，不同种类间的差别也较大。

2. 活动

蟑螂虽有翅，但飞翔能力极差，爬行却相当敏捷。喜暗、喜湿，白天隐蔽在黑暗的地方，夜间四处活动、觅食。一般在20：00开始活动，22：00至次日03：00最为活跃，05：00以后又隐藏起来。

3. 栖息场所

一般栖息于温暖、潮湿、有食物的地方，如厨房、食品仓库、饲料室、下水道、暖气管道、冰箱周围等场所。

4. 季节消长

蟑螂的活动、繁殖与气温有密切关系，平均气温在15℃以上开始出现，24～34℃时最为活跃。蟑螂的出现季节因地区而异，温带地区自3月下旬开始出现，7—9月为高峰季节，12月以后即蛰伏不出，冬季有取暖设备的室内，蟑螂可照常活动，不受影响。

四、常见种类

1. 德国小蠊（*Blattella germanica*）

体长只有10～15毫米，头顶及面部为淡赤褐色，复眼黑色，有时两复眼间有不明显的赤褐色斑。单眼白色。前胸背板近梯形，前缘稍弧形，后缘弧形，但中央稍突出。背板表面淡褐色，并有2条黑色纵走条纹，纵条纹窄、直，没有间距宽。翅发达，均达腹部末端，前翅狭长，后翅无色透明。雄虫腹部狭长，雌虫腹部较宽。雌虫前胸背板大于雄虫。（图2-4-7）

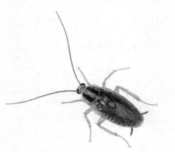

图2-4-7 德国小蠊

2. 美洲大蠊（*periplaneta americana*）

大型种，是室内最大的蟑螂，赤褐色，雌雄虫体形相似。前胸背板略呈梯形，前、后缘缓弧形，背板淡黄色，中部有一赤褐色至黑色近似蝴蝶状的大斑，其后缘中部向后延伸呈小尾状条斑，其长不达前胸背板后缘，前缘有一淡黄色"T"形斑，沿后缘有一黑色窄带。翅较发达，雌雄虫翅均超过腹部末端，前翅赤褐色，后翅色淡，半透明。（图2-4-8）

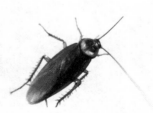

图2-4-8 美洲大蠊

3. 黑胸大蠊（*Periplaneta fuliginosa*）

又称凹缘大蠊，体型较大，体长约30毫米。全身黑褐色，有油状光泽。翅发达，雌雄虫都超过腹端，前胸背板上色泽一致，略为梯形，前缘近乎平直，后缘弧形。雄虫腹部背板第1节特化，前缘中央有一圆形毛茸。雄虫肛上板基部宽，端部稍窄，生殖板有明显的凹缘。（图2-4-9）

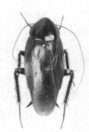

图2-4-9 黑胸大蠊

4. 日本大蠊（*Periplaneta japonica*）

为较小的大蠊，体长25毫米左右，全身呈深褐色，稍有光泽。雄虫的前胸背板较小，略呈三角形，背面有不规则凹陷。雄虫翅发达，超过腹端，肛上板短，呈矩形。雌虫前胸背板宽大，中央具有锚状纹。雌虫翅短，仅达第4腹节背面中央。（图2-4-10）

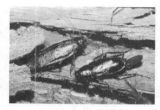

图2-4-10　日本大蠊

5. 澳洲大蠊（*Periplaneta australasiae*）

大型种，赤褐色，雄虫稍小于雌虫。前胸背板略呈梯形，与美洲大蠊近似，前缘近平直，后缘弧形，表面黄色或淡赤褐色，中部有2个黑色大斑，前半部相连，后半部分开，略呈蝴蝶状，背板的周缘为黑色，但后缘的黑色部分较宽。雌雄虫翅较发达，均超过腹部末端，前翅赤褐色，但翅前缘区为淡黄色，半透明。（图2-4-11）

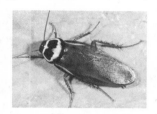

图2-4-11　澳洲大蠊

6. 褐斑大蠊（*Periplaneta brunnea*）

大型种，虫体栗褐色。前胸背板雌虫明显大于雄虫，前缘略平直，后缘缓弧形，黑褐色。中部有2个分开的不甚明显的黑褐色大斑，两大斑间前段较近，后段较远离，其余淡色部分形状如铁锚。雄虫肛上板宽而短，基部宽，向端部两侧缘略呈内弧形收缩，后缘略平直。下生殖板宽而短，但稍长于肛上板，两侧缘向端部呈弧形收缩，后缘平直，其宽度约为基部宽度的1/2。（图2-4-12）

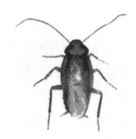

图2-4-12　褐斑大蠊

五、蟑螂与疾病的关系

蟑螂可携带并传播多种致病细菌、真菌和病毒，同时也是多种寄生虫的中间宿主，会使人感染疾病、产生过敏反应等。

1. 携带多种致病细菌

蟑螂可携带并传播的致病细菌包括传染腺鼠疫的鼠疫杆菌、传染痢疾的志贺氏痢疾杆菌、引起小儿腹泻的志贺氏副痢疾杆菌、引起疮疖的金黄色葡萄球菌、引起尿道感染的绿脓杆菌、引起泌尿生殖道和肠道感染的大肠杆菌、引起肠道病和胃炎的多种沙门氏菌（如乙型伤寒沙门氏菌、伤寒沙门氏菌等）、引起食物中毒的细菌（如产气荚膜梭状芽孢杆菌、粪链球菌等），以及导致亚洲霍乱、肺炎、白喉、鼻疽、炭疽、结核等病的细菌。

2. 携带多种真菌和病毒

蟑螂可携带并传播的致病真菌包括黄曲霉菌、青霉菌等霉菌。蟑螂还能携带、保持并排出肝炎病毒、柯萨奇病毒、脊髓灰质炎病毒等。

3. 多种寄生虫的中间宿主

蟑螂可携带蛔虫、十二指肠钩口线虫、牛肉绦虫、蛲虫、鞭虫等的蠕虫卵，可以作为念珠棘虫、短膜壳绦虫、瘤筒线虫等多种线虫的中间宿主。蟑螂也携带多种原虫，其中有4种对人或动物有致病性，如痢疾阿米巴包囊、蓝氏贾第鞭毛虫包囊等。

4. 使人产生过敏反应

人接触蟑螂的分泌物、排泄物、呕吐物及体表的致病菌等，会产生过敏性反应，引起过敏性皮炎或鼻炎，其排泄物中的蛋白是引起过敏性鼻炎及哮喘的重要物质。

第五节　蜱虫

蜱属于寄螨目蜱总科。成虫在躯体背面有壳质化较强的盾板者，通称为硬蜱，属硬蜱科；无盾板者，通称为软蜱，属软蜱科。全世界已知蜱类1 000余种。其中硬蜱科800多种，软蜱科约150种，纳蜱科1种。我国已记录的硬蜱科约110种，软蜱科10种。蜱是许多种脊椎动物体表的暂时性寄生虫，是一些人兽共患病的传播媒介和贮存宿主。

一、形态特征

虫体背面观椭圆形，未吸血时腹背扁平，背面稍隆起，成虫体长2～10毫米；饱血后胀大如赤豆或蓖麻子状，大者可长达30毫米。表皮革质，背面或具壳质化盾板。虫体分颚体和躯体2部分。

1. 硬蜱

颚体也称假头，位于躯体前端，从背面可见到，由颚基、螯肢、口下板及须肢组成。颚基与躯体的前端相连接，是一个界限分明的骨化区，呈六角形、矩形或方形；雌蜱的颚基背面有1对孔区，有感觉及分泌体液帮助产卵的功能。螯肢1对，从颚基背面中央伸出，是重要的刺割器。口下板1块，位于螯肢腹面，与螯肢合拢时形成口腔。口下板腹面有倒齿，为吸血时固定于宿主皮肤内的附着器官。螯肢的两侧为须肢，由4节组成，第4节短小，嵌出于第3节端部腹面小凹陷内。

躯体呈袋状，大多褐色，两侧对称。雄蜱背面的盾板几乎覆盖着整个背面，雌蜱的盾板仅占体背前部的一部分。有的蜱在盾板后缘形成不同花饰，称为缘垛。腹面有足4对，每足6节，即基节、转节、股节、胫节、后跗节和跗节。基节上通常有距。足Ⅰ跗节背缘近端部具哈氏器（Haller's organ），有嗅觉功能，末端有爪1对及垫状爪间突1个。生殖孔位于腹面的前部，常在第Ⅱ、Ⅲ对足基节的水平线上。肛门位于躯体的后部，常有肛沟。气门1对，位于足Ⅳ基节的后外侧，气门板宽阔。雄蜱腹面有几丁质板。

2.软蜱

颚体在躯体腹面，从背面看不见。颚基背面无孔区。躯体背面无盾板，体表多呈颗粒状小疣，或具皱纹、盘状凹陷。气门板小，位于基节Ⅳ的前上方。生殖孔位于腹面的前部，两性特征不显著。肛门位于体中部或稍后，有些软蜱尚有肛前沟和肛后中沟及肛后横沟，分别位于肛门的前后方。各基节都无距刺，跗节虽有爪，但无爪垫。成虫及若虫足基节Ⅰ～Ⅱ之间有基节腺的开口。基节腺分泌的基节腺液，有调节水分和电解质及血淋巴成分的作用。钝缘蜱属的一些种类在吸血时，病原体也随基节腺液的分泌污染宿主伤口而造成感染。

硬蜱与软蜱形态特征的鉴别与比较如表2-5-1所示。

表2-5-1　硬蜱与软蜱形态特征的鉴别与比较

	硬蜱	软蜱
颚体	在躯体前端，从背面能见	在躯体前部腹面，从背面不能见
颚基背面	有1对孔区	无孔区
须肢	较短，第4节嵌在第3节上，各节运动不灵活	较长，各节运动很灵活
躯体背面	有盾板，雄者大，雌者小	无盾板。体表有许多小疣，或具皱纹、盘状凹陷
基节腺	退化或不发达	发达。足基节Ⅰ、Ⅱ之间，通常有1对基节腺开口
雌雄蜱区别	雄蜱体小盾板大，遮盖整个虫体背面；雌蜱体大盾板小，仅遮盖背部前面	区别不明显

二、生活史

发育过程分卵、幼虫、若虫和成虫4个时期。成虫吸血后交配落地，爬行在草根、树根、畜舍等处，在表层缝隙中产卵。产卵后雌蜱即干瘪而死，雄蜱一生可交配数次。卵呈球形或椭圆形，大小0.5～1毫米，色淡黄至褐色，常堆集成团。在适宜条件下，卵可在2～4周内孵出幼虫。幼虫形似若虫，但体小，有足3对，幼虫经1～4周蜕皮为若虫。硬蜱若虫只1期，软蜱若虫经过1～6期。若虫有足4对，无生殖孔。若虫到宿主身上吸血，落地后再经1～4周蜕皮而为成虫。硬蜱完成一代生活史所需时间为2个月至3年；多数软蜱需半年至2年。硬蜱寿命自1个月到数十个月；软蜱的成虫由于多次吸血和多次产卵，一般可活五六年至数十年。

蜱在生活史中有更换宿主的现象，根据其更换宿主的次数可分为4种类型。① 单宿主蜱：发育各期都在一个宿主体上，雌虫饱血后落地产卵。如微小牛蜱（*Boophilus microplus*）。② 二宿主蜱：幼虫发育为若虫在一个宿主体上，而成虫在另一个宿主体上寄生。如残缘璃眼蜱（*Hyaloma detritum*）。③ 三宿主蜱：幼虫、若虫、成虫分别在3个宿主体上寄生。如全沟硬蜱、草原革蜱。90%以上的硬蜱为三宿主蜱，蜱媒疾病的重要媒介大多是三宿主蜱。④ 多宿主蜱：幼虫、各龄若虫和成虫以及雌蜱每次产卵前都需寻找宿主寄生吸血，每次饱血后离去。通常软蜱都属多宿主蜱。

三、生态习性

1. 产卵和滋生地

硬蜱多生活在森林、灌木丛、草原、山地的泥土中等。软蜱多栖息于家畜的圈舍、野生动物的洞穴、鸟巢及住房的缝隙中。

雌蜱受精吸血后产卵。硬蜱一生产卵一次，饱血后在4～40天全部产出，可产数百至数千个，因种而异。软蜱一生可产卵多次，一次产卵50～200粒，总数可达千粒。

2. 吸血习性与宿主关系

蜱的幼虫、若虫、雌雄成虫都吸血。宿主包括陆生哺乳类、鸟类、爬行类和两栖类，有些种类侵袭人体。多数蜱种的宿主很广泛，例如全沟硬蜱的宿主包括200种哺乳类、120种鸟类和少数爬行类。这在流行病学上有重要意义。硬蜱多在白天侵袭宿主，吸血时间较长，一般需要数天。软蜱多在夜间侵袭宿主，吸血时间较短，一般数分钟到1小时。蜱的吸血量很大，各发育期饱血后可胀大几倍至几十倍，雌硬蜱甚至可达100倍。

蜱在宿主的寄生部位常有一定的选择性，一般在皮肤较薄，不易被搔动的部位。例如，全沟硬蜱寄生在动物或人的颈部、耳后、腋窝、大腿内侧、阴部和腹股沟等处。微小牛蜱多寄生于牛的颈部肉垂和乳房，次为肩胛部。波斯锐缘蜱多寄生在家禽翅下和腿腋部。

3. 分布与活动

硬蜱多分布在开阔的自然界，如森林、灌木丛、草原、半荒漠地带。而不同蜱种的分布又与气候、土壤、植被和宿主有关，如全沟蜱多见于高纬度针阔混交林带，而草原革蜱则生活在半荒漠草原，微小牛蜱分布于农耕地区。在同一地带的不同蜱种，其适应的环境有所不同，如黑龙江林区的蜱类，全沟蜱多于针阔混交林带，而嗜群血蜱（*Haemaphysalis concinna*）则多见于林区的草甸。软蜱栖息于隐蔽的场所，包括兽穴、鸟巢及人畜住处的缝隙里。

蜱类寻觅宿主的方式：蜱的嗅觉敏锐，对动物的汗臭和呼出的CO_2很敏感，当与宿主相距15米时，即可感知，由被动等待到活动等待，一旦接触宿主即攀登而上。如栖息在森林地带的全沟硬蜱，成虫寻觅宿主时，多聚集在小路两旁的草尖及灌木枝叶的顶端等候，当宿主经过并与之接触时即爬附宿主；栖息在荒漠地带的亚东璃眼蜱，多在地面活动，主动寻觅宿主；栖息在牲畜圈舍的蜱种，多在地面或爬上墙壁、木柱寻觅宿主。

蜱的活动范围不大，一般为数十米。宿主的活动，特别是候鸟的季节迁移，对蜱类的散播起着重要作用。

4. 季节消长和越冬

气温、湿度、土壤、光周期、植被、宿主等都可影响蜱类的季节消长及活动。在温暖地区，多数种类的蜱在春、夏、秋季活动，如全沟硬蜱成虫活动期在4—8月，高峰在5月至6月初，幼虫和若虫的活动季节较长，从早春4月持续至9—10月，一般有2个高峰，主峰常在6—7月，次峰在8—9月。在炎热地区，有些种类在秋、冬、春季活动，如残缘璃眼蜱。软蜱因多在宿主洞巢内，故终年都可活动。

蜱多数在栖息场所越冬。硬蜱可在动物的洞穴、土块、枯枝落叶层中或宿主体上越冬；软蜱主要在宿主住处附近越冬。越冬虫期因种类而异。有的各虫期均可越冬，如硬蜱属的多数种类，有的以成虫越冬，如革蜱属的所有种类，有的以若虫和成虫越冬，有的以若虫越冬，有的以幼虫越冬。

四、常见种类

1. 全沟硬蜱（*Ixodes persulcatus*）

虫体背面观椭圆形，未吸血时腹背扁平，背面稍隆起，成虫体长2~10毫米；饱血后胀大如赤豆或蓖麻籽状，大者可长达30毫米。表皮革质，背面或具壳。蜱虫质化盾板。盾板褐色，须肢为细长圆筒状，颚基的耳状突呈钝齿状。肛沟盾板褐色，须肢为细长圆筒状，颚基的耳状突呈钝齿状。肛沟在肛门之前呈倒U形，足Ⅰ基节具一细长内距。是典型的森林蜱种。成虫在4—6月活动，幼虫和若虫在4—10月出现，为三宿主蜱。以未吸血的幼虫、若虫和成虫越冬。成虫寄生于大型哺乳动物，经常侵袭人；幼虫和若虫寄生于小型哺乳动物及鸟类。分布于东北和内蒙古、甘肃、新疆、西藏等地。是我国森林脑炎的主要媒介，并能传播Q热和北亚蜱传立克次体病。（图2-5-1）

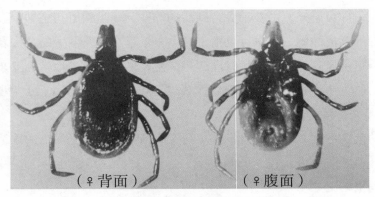

（♀背面）　（♀腹面）

图2-5-1　全沟硬蜱背面、腹面图（引自宋明昌，2004）

2. 长角血蜱（*Haemaphysalis longicornis*）

小型蜱，呈黄褐色。无眼，有缘垛。假头短小，钝楔形。假头基为矩形，有明显的呈三角形的强大基突。须肢外缘向外侧中度突出，呈角状。口下板齿式为5/5。雌虫盾板亚圆形，中部宽大，雄虫基突强大，末端尖。盾板上刻点中等大，分布均匀而较稠密。颈沟短小呈弧形。侧沟窄而明显。缘垛窄长而清晰。气门板为卵圆形。足中等粗细。鉴别要点：股沟在肛后向前绕行，雌蜱颈沟长而明显，末端伸达盾板后的1/3。（图2-5-2）

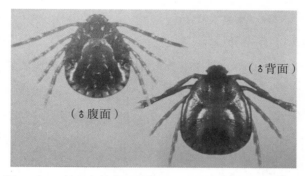

图2-5-2 长角血蜱背面、腹面图（引自宋明昌，2004）

主要生活于温带次生林、山地及丘陵边缘地带。成蜱4—8月活动，6月下旬及7月上旬为盛期。主要寄生于牛、马、绵羊、山羊、野兔、刺猬等。也侵袭人。幼蜱主要寄生在花鼠等小型野生动物及环颈雉等鸟类。

3. 血红扇头蜱（*Rhipicephalus sanguineus*）

血红扇头蜱是硬蜱科扇头蜱属动物。体型中等。卵圆形，体色为深褐色，有眼，有缘垛，有肛后沟，须肢短。假头基呈六角形，短宽，盾板无珐琅斑，盾板上的刻点以细的居多。雄性盾板侧沟窄长而明显，后端包围缘垛；后中沟稍宽，不深；肛侧板似三角形，长为宽的2.5～2.8倍，内缘中部稍凹，其下方凸角不明显或圆钝。雌性盾板长胜于宽，肩沟明显，延至盾板后侧缘，生殖孔宽U形。（图2-5-3）

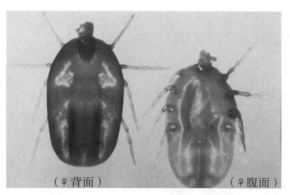

图2-5-3 血红扇头蜱背面、腹面图（引自宋明昌，2004）

血红扇头蜱栖息于农区、林地及城市绿地。成蜱主要寄生于犬，也寄生于绵羊、山羊、牛等家畜以及野猪、野兔、狐、大耳猬等野生动物，偶侵袭人，为三宿主蜱。若蜱和幼蜱寄生宿主与成蜱类同。成蜱活动月份为3—9月，高峰期为5—6月和8—9月。若蜱活动月份为5—9月，高峰期为7—8月。通常以饥饿的成蜱、吸血的若蜱或幼蜱自然越冬，畜舍的石块下、砖瓦下都是其越冬场所。

4. 草原革蜱（*Dermacentor nuttalli*）

盾板有珐琅样斑，有眼和缘垛；须肢宽短，颚基矩形，足 I 转节的背距短而圆钝。（图2-5-4）是典型的草原种类，多栖息于干旱的半荒漠草原地带。成蜱春季活动，幼蜱、若蜱夏秋季出现。属三宿主蜱，一年一世代，以成虫越冬。成虫寄生于大型哺乳类，有时侵袭人；幼虫和若虫寄生于各种啮齿动物。分布于东北、华北、西北和西藏等地区。是北亚蜱传立克次体病的主要媒介，也可传播布鲁氏杆菌病。

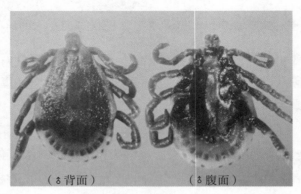

（♂背面）　　　　　　（♂腹面）

图2-5-4　草原革蜱背面、腹面图（引自宋明昌，2004）

5. 亚东璃眼蜱（*Hyalomma asiaticum kozlovi*）

盾板红褐色，有眼和缘垛，须肢为长圆筒状，第二节显著伸长；足淡黄色，各关节处有明显的淡色环；雄虫颈沟明显呈深沟状，气门板呈烟斗状。（图2-5-5）栖息于荒漠或半荒漠地带。成虫出现在春、夏季。属三宿主蜱，一年大约发育一代，主要以成虫越冬。成虫主要寄生于骆驼和其他牲畜，也能侵袭人；幼虫和若虫寄生于小型野生动物。分布于吉林、内蒙古以及西北等地区。为新疆出血热传播媒介。

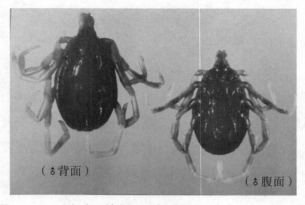

（♂背面）　　　　　　　　（♂腹面）

图2-5-5　亚东璃眼蜱背面、腹面图（引自宋明昌，2004）

五、蜱与疾病的关系

（一）直接危害

蜱在叮刺吸血时宿主多无痛感，但由于螯肢、口下板同时刺入宿主皮肤，可造成局部充血、水肿、急性炎症反应，还可引起继发性感染。

有些硬蜱在叮刺吸血过程中唾液分泌的神经毒素可导致宿主运动性纤维的传导障碍，引起上行性肌肉麻痹现象，可导致呼吸衰竭而死亡，称为蜱瘫痪（tick paralysis）。多见于儿童，如能及时发现，将蜱除去，症状即可消除。此病在东北和山西曾有病例报告。

（二）传播疾病

1. 森林脑炎

森林脑炎是一种由森林脑炎病毒引起的神经系统急性传染病，为森林区的自然疫源性疾病。我国主要的病媒蜱种为全沟硬蜱。病毒在蜱体内可长期保存，可经各变态期及经卵传至下一代或第三、四代，并可在蜱体内越冬。本病多发生在5—8月，在我国主要分布于黑龙江和吉林两省林区，患者主要是伐木工人。此外，四川、河北、新疆、云南等地也有病例发生。

2. 新疆出血热

新疆出血热是一种蜱媒急性传染病，是荒漠牧场的自然疫源性疾病。病原为一种蜱媒RNA病毒。疫区牧场的绵羊及塔里木兔为主要传染源，急性期病人也可传染。传播媒介主要为亚东璃眼蜱，病原体可在蜱体内保存数月，并经卵传递。本病除经蜱传播外，在屠宰动物过程中和屠宰后与病毒感染的组织接触，以及医务人员接触急性期病人新鲜血液后，也可感染发病。在我国流行于新疆，患者主要是牧民，发病高峰期为4—5月。

3. 蜱媒回归热

蜱媒回归热又称地方性回归热，是由钝缘蜱传播的自然疫源性螺旋体病，不规则间歇发热为其主要临床特征。我国新疆有该病流行，其病原体：南疆村镇型的为伊朗包柔氏螺旋体（*Borrelia persica*），乳突钝缘蜱为传播媒介；北疆荒野型的为拉氏包柔氏螺旋体（*B. latyshevyi*），特突钝缘蜱为传播媒介。病原体可经卵传递。乳突钝缘蜱可经卵传递8代，并能贮存14年。动物传染源主要是鼠类，病人也可作为本病的传染源。

4. 莱姆病

我国于1985年夏在黑龙江海林县林区首次发现莱姆病。其病原体是伯氏包柔螺旋体（*B. burgdorferi*）。它是一种由硬蜱传播的自然疫源性疾病，好发于春、夏季。我国主要媒介是全沟硬蜱，某些野生小型啮齿动物为贮存宿主。本病分布广泛，在五大洲20多个国家都有病例报告。我国已证实有20个省份有本病流行。

5. Q热

Q热的病原体为贝氏立克次体（*Coxiella burneti*）。本病临床特点为起病急骤。常在野生动物（啮齿类）与家畜之间传播流行，牛、羊为人体Q热的主要传染源。感染方式主要由呼吸道吸入传播，也可通过消化道及蜱的叮咬、粪便污染伤口而感染。病原体能在蜱体内长期存在，并经卵传递，如乳突钝缘蜱可贮存病原体2～10年。本病分布遍及世界各地，在我国已有十几个省份证实有Q热存在。在流行区已发现微小牛蜱、亚东璃眼蜱和铃头血蜱（*Haemaphysalis companulata*）自然感染。

6. 北亚蜱传立克次体病

北亚蜱传立克次体病又称西伯利亚蜱传斑疹伤寒。病原体为西伯利亚立克次体（*Rickettsia sibirica*）。小啮齿动物为主要传染源，草原革蜱为其主要媒介，边缘革蜱（*Dermacentor marginatus*）也能传播。病原体可经卵传递，在蜱体内可存活2年。病原体可通过蜱的叮刺或蜱粪污染而感染。我国新疆、内蒙古、黑龙江有本病存在。

7. 细菌性疾病

蜱能传播一些细菌性疾病，如鼠疫、布鲁氏杆菌病、野兔热。蜱能长时间保存一些病原菌，并经卵传递。例如，鼠疫杆菌在草原革蜱成虫体内可保存509天；兔热杆菌在拉合尔钝缘蜱（*Ornithodoros lahorensis*）体内可存活200～700天。故蜱在保存这些病的自然疫源中起一定作用。

8. 发热伴血小板减少综合征

发热伴血小板减少综合征是由一种新型布尼亚病毒引起的急性传染病。本病多发于春、夏季，不同地区可能略有差异。人群普遍易感，在丘陵、山地、森林等地区生活、生产的居民和劳动者以及赴该类地区户外活动的旅游者感染风险较高。目前已在河南、湖北、山东、安徽、辽宁、江苏等省发现该病病例。

第六节　臭虫

臭虫，又称壁虱、木虱、床虱、扁蝽等，属昆虫纲半翅目臭虫科臭虫属，吸食人和温血动物的血液，为不完全变态昆虫。体扁，腹部宽，卵圆形，红褐色，无单眼。触角4节。喙3节，藏于头下沟内。翅退化，仅保留前翅革片的残痕。跗节3节。

一、形态特征

臭虫发育过程分卵、若虫、成虫3个时期（图2-6-1）。若虫的腹部背面或成虫的胸部腹面有一对半月形的臭腺，能分泌一种有特殊臭味的物质，使它"臭名远扬"。

1. 卵

卵呈椭圆形，长约1毫米，带卵帽。初卵为乳白色，久经颜色变黄，卵壳有明显的网状花纹。常粘附于缝隙和粗糙表面上。

2. 若虫

刚孵化和新蜕皮的若虫体色呈乳白色，以后逐渐变深成褐色。若虫形似成虫，习性相近，唯虫体小，性未成熟和颜色较浅，能吸血，经5次蜕皮羽化为成虫。

3. 成虫

成虫体扁，椭圆形，红棕色，体长4～5毫米，宽约3毫米，厚约0.5毫米。雌虫稍大于雄虫。

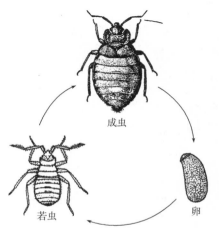

成虫

若虫

卵

图2-6-1　臭虫生活史（引自诸欣平等，2018）

二、生活史

1. 卵

臭虫产出的卵借助副腺分泌液，牢固地粘附于板缝、墙缝、床席的缝隙或糊墙纸的皱褶等栖息场所。孵卵时间受温度影响：35～37℃为5～6天；22～26℃为8～9天；16～19℃为21～22天；低于7℃不孵化。

2. 若虫

若虫自卵冠孵出即吸血，每次吸血需6～9分钟。其形似成虫，但体小，且无翅基，生殖器官发育不全。若虫分5龄，每吸血一次蜕一次皮，平均每隔4～6天蜕皮一次，经5次蜕皮。若虫初为黄白色，随龄期增长个体渐大，色变深，后变为红棕色，需20～30天发育为成虫。

3. 成虫

若虫发育为成虫1～2天后即行交尾，雌虫交尾后3～4天开始产卵，产卵前必须吸血一次。从卵到成虫的整个发育过程，在温度适宜（35～37℃）的条件下约35天，一年可繁殖5～6代（寒冷地区3～4代），成虫寿命一般为1年左右。

臭虫完成生活史所需时间受环境温度影响较大，不同温度下存在较大差异。

三、生态习性

1. 吸血

雌、雄成虫和若虫均吸血，吸血时间多在夜间。臭虫吸血时能分泌一种碱性涎液，通过口器注入人体，防止血液凝固。此种涎液对人有刺激性，使叮刺部位红肿奇痒。若虫初孵出后即能吸血，每次吸血需6～9分钟。臭虫很贪食，吸血量可以超过它体重的1～2倍，通常每隔24～48小时吸血1次。成虫每次吸血持续10～15分钟，吸血时，一般不爬在皮肤上，而是停在紧接皮肤的被褥、衣服或家具上。

2. 耐饿

臭虫只有吸血时才接近人体，吃饱就离开。如果臭虫没有机会遇到人，在温度较低、湿度较大的环境里，通常成虫能耐饿6～7个月，甚至可达1年以上；若虫也能耐饿2个多月。

3. 产卵

雌虫每日产卵2～8枚，一生产卵6～50次，产卵总数可达500粒。卵产出后粘附于产卵处的物面上。

4. 活动规律

臭虫怕光，多在夜间活动，但白天也能吸血。臭虫活动敏捷而机警，在吸血时，如人体稍有移动，即停止吸血，爬走而隐藏。臭虫每分钟能爬行1～1.25米。臭虫喜群居，并可随衣物、行李到处散布。

5. 栖息场所

臭虫主要栖息在室内的床架、帐顶四角，以及墙壁、天花板、被褥、草垫、床席等的缝隙。臭虫栖息处常有许多棕褐色的粪迹。

6. 季节消长

臭虫夏季极其活跃，繁殖旺盛，适宜温度一般为28～33℃，相对湿度为55%～60%。温带臭虫一般是从5月开始活动，8月居多，10月以后较少出现，冬季则停止活动和产卵。

四、常见种类

1. 温带臭虫（*Cimex lectularius*）

温带臭虫前胸背板的中间显著隆起，两侧扁平，且向前伸展至眼的附近，腹部第3节最宽。

温带臭虫的最适温度为28～29℃，36℃时即不能繁殖，但对寒冷有较强的抵抗力，能蛰伏度过严冬，故其分布广泛，在我国分布于从东北、西北往南直至福建、广西和云南的广大温带地区。一般来说，凡夏季平均气温在30℃的地区，都以温带臭虫分布为主。

2. 热带臭虫（*Cimex hemipterus*）

热带臭虫比温带臭虫略长，前胸的侧缘向前伸展部分离眼较远，整个前胸背板隆起，腹部第2节较宽。在国内主要分布于广东、广西两地，流行地以热带和亚热带为主。四川、贵州等地区也有热带臭虫。

热带臭虫的最适温度为32～33℃，到36℃时亦能产卵和孵化，但抗寒性差，故热带臭虫只见于长江以南，分布在热带和亚热带地区。

温带臭虫和热带臭虫的形态相近，其主要区别点在于前胸部形态：温带臭虫的前胸凹入较深，两侧角较宽；热带臭虫的前胸凹入较浅，两侧角较窄。（图2-6-2）

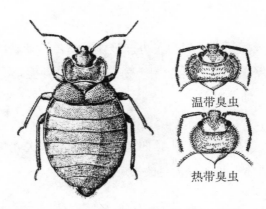

温带臭虫

热带臭虫

图2-6-2　两种臭虫形态主要区别（引自诸欣平等，2018）

3. 疏毛臭虫（*Cimex pilosellus*）

疏毛臭虫是臭虫的一种，以吸蝙蝠的血为食。

4. 鸡臭虫（*Haematosiphon inodora*）

鸡臭虫是臭虫的一种，以吸家禽的血为食，也吸人、猪的血。

五、臭虫与疾病关系

臭虫主要通过叮咬人类达到吸血目的，人被臭虫叮咬后，常引起皮肤发痒，过敏体质的人被叮咬后有明显的刺激反应，伤口常出现红肿、奇痒，如搔破后往往引起细菌感染。若长期被较多臭虫叮咬，可产生贫血（尤其是营养不良者及儿童）、神经过敏、体虚、哮喘、头晕及失眠，严重影响健康。

虽然尚未证实在自然状态下臭虫能传播疾病，但在实验室内臭虫可携带并传播斑疹伤寒、黑热病、炭疽热、鼠疫、回归热、兔热症、Q热、乙型肝炎和艾滋病等多种疾病的病原体。这种现象可能与臭虫独特的免疫机制有关，也可能是臭虫唾液中溶菌酶的作用。

第七节　蚤类

蚤类是重要的医学昆虫，属于节肢动物门昆虫纲蚤目，是以吸血为生的完全变态昆虫。蚤类靠吸食恒温动物血而生存，在已知的2 000余种中，约有94%寄生于兽类，6%寄生于鸟类。迄今已知我国蚤类共4总科10科74属651种及亚种，蚤种十分丰富。

一、形态特征

体形侧扁，小型，体长多为1~3毫米，棕黑色，长有许多排列规则的鬃毛，借以在动物毛羽间向前行进和避免坠落。口器刺吸式，适于穿刺吸血，或起固定作用。触角1对，粗短，位于角窝内，不仅是感觉器官，而且常是雄蚤在交配时竖起和抱握雌体腹部的工具。头壮，藏于触角沟中。无翅。后足节粗大，善跳，其体长和跳跃之比堪称动物之最。全变态。幼虫蛆形，无足，自由生活，吐丝结茧，化蛹后茧外粘着土粒尘屑。（图2-7-1）

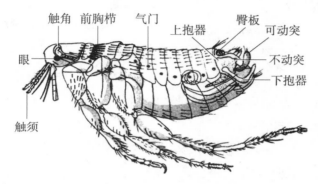

图2-7-1 蚤成虫模式图（引自诸欣平等，2018）

二、生活史

蚤类的生活史分卵、幼虫、蛹、成虫4个阶段。（图2-7-2）

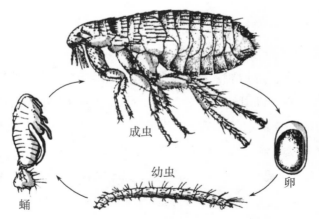

图2-7-2 蚤生活史（引自诸欣平等，2018）

1. 卵

椭圆形，长0.4~1.0毫米，初产时白色、有光泽，以后逐渐变成暗黄色。卵在适宜的温度、湿度条件下，经5天左右即可孵出幼虫。

2. 幼虫

形似蛆而小，有3龄期。体白色或淡黄色，连头共14节，头部有咀嚼式口器和1对触角，无眼、无足，每个体节上均有1～2对鬃。幼虫活泼，爬行敏捷，在适宜条件下经2～3周发育，蜕皮2次即变为成熟幼虫，体长4～6毫米。

3. 蛹

成熟幼虫吐丝作茧，在茧内第3次蜕皮后化蛹。茧呈黄白色，外面常粘着一些灰尘或碎屑，有伪装作用。发育的蛹已具成虫雏形，头、胸、腹及足均已形成，并逐渐变为淡棕色。蛹期一般为1～2周，有时可长达1年，其长短取决于温度与湿度是否适宜。茧内的蛹羽化时需要外界的刺激。如空气的震动、动物走近的扰动和接触压力以及温度的升高，都可诱使成虫破茧而出。

4. 成虫

成虫羽化后可立即交配，然后开始吸血，并在1～2天后产卵。雌蚤一生可产卵数百粒。蚤的寿命为1～2年。

雌雄蚤都吸血，雌蚤的生殖活动更与吸血密切相关。通常一天需吸血数次，每次吸血2～3分钟，然后离去。

蚤各期发育和繁殖对温度的依赖都很大，温度低时卵的孵化、幼虫蜕皮化蛹都大大延迟。蚤成虫也对宿主体温有敏感的反应，当宿主因发病而体温升高或在死亡后体温下降时，蚤都会很快离开，去寻找新的宿主。

三、生态习性

1. 宿主

蚤的宿主范围很广，包括哺乳类和鸟类，但主要是小型哺乳动物，尤以啮齿类为多。蚤善跳跃，如人蚤跳高可达70厘米，跳远可达31厘米。根据蚤对宿主的选择性可分为多宿主型（如人蚤）、寡宿主型（如缓慢细蚤）和单宿主型（如松鼠蚄蚤）。对宿主选择性不严格的种类，在传播疾病上意义较大。根据蚤对宿主的寄生时间分为3种类型：① 游离型，分为巢蚤（如人蚤）和毛蚤（如印鼠客蚤）两型。毛蚤在传播虫媒病上有重要意义。② 半固定型，雌蚤吸血时间长（1～2周），如蠕形蚤。③ 固定型，雌蚤毕生营寄生生活，如潜蚤。

2. 滋生地

雌蚤通常在宿主皮毛上和窝巢中产卵。由于卵壳缺乏黏性，宿主身上的卵最终都散落到其窝巢及活动场所，这些地方也就是幼虫的滋生地，如鼠洞、畜禽舍、屋角、墙缝、床下以及土坑等。幼虫以尘土中宿主脱落的皮屑、成虫排出的粪便及粪便中未消化的血块等有机物为食；阴暗、温湿是幼虫和蛹发育的适宜条件。

3. 吸血

雌雄蚤都吸血，雌蚤不吸血就不能产卵。通常一天需吸血数次，每次吸血约2分钟，常边吸血边排便。

4. 耐饿

蚤在低温条件下耐饥能力强，有些种类可耐饿3～9个月。

5. 季节消长

蚤类按季节消长大致可分为5型：① 春季型（如斧形盖蚤）；② 夏季型（如北方的人蚤）；③ 秋季型（如谢氏山蚤）；④ 冬季型（如缓慢细蚤）；⑤ 春秋型（如方形黄鼠蚤松江亚种）。同一种蚤在不同地区的消长高峰不相同，如印鼠客蚤在东北为8—9月，在雷州半岛为4—6月。

四、常见种类及分布

1. 根据与宿主的关系分类

蚤的宿主范围很广，包括兽类和鸟类，但主要是小型哺乳动物，尤以啮齿目（鼠）为多。可分为广宿主、寡宿主和单宿主3种类型。禽角头蚤、禽角叶蚤、人蚤为广宿主型，可寄生数十甚至数百种鸟兽，个别为单宿主型，绝大多数的蚤种均为寡宿主型。

2. 根据对宿主吸血的频度和依附宿主身体的时间分类

（1）巢蚤，较多时间栖息于洞巢内，要求温度较低，耐饥饿能力较强，吸血间隔时间较久，如新蚤属、纤蚤属。

（2）毛蚤，较多时间消耗于吸血，要求温度较高，耐饥饿能力较差，吸血频率较繁，如客蚤属、鬃蚤属。

（3）半固定蚤，雌蚤可将口器固定于宿主皮下吸血，较长时间不动，随之腹部膨大产卵，一段时间后可以更换部位或不同宿主，进行吸血。如蠕形蚤属和长喙蚤属。

（4）固定蚤，雌蚤一生只寄生一个宿主个体，具有钻入宿主皮下的构造和功能。钻入宿主皮下后，仅在皮上留一小孔，供呼吸、排粪、产卵之用，从此持续吸血产卵，腹部呈豌豆大小，营皮下终身寄生。穿皮潜蚤和盲潜蚤等均属此型。

大多数蚤类属巢蚤或毛蚤。就解剖和生理来看，巢蚤与毛蚤显示周期性的吸血消化过程，而半固定蚤和固定蚤则显示持续性的吸血消化过程。毛蚤对传播蚤媒流行病的意义较大，巢蚤对保持自然疫源性的作用较大，其余两型在流行病学上没有重要意义，但也是危害人畜动物的害虫。

3. 重要的医学蚤种

（1）致痒蚤（*Pulex irritans*），又称人蚤，呈世界性分布，紧随人类，但人并非其原始宿主。系由野生食肉动物而来，因适应了狗、猪等家畜，随之人成为其主要宿主。此外，多种半家栖和野生动物可充当其宿主。此蚤适应力强，繁殖力高，往往大量出现，对人的骚扰较大。它在自然界和实验室均能感染鼠疫杆菌和猪丹毒病病原体，也是犬复孔绦虫、缩小膜壳绦虫和微小膜壳绦虫的中间宿主。（图2-7-3）

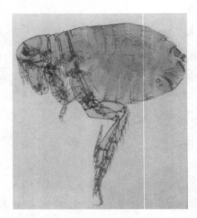

图2-7-3　致痒蚤（引自陈建平等，2004）

（2）印鼠客蚤（*Xenopsylla cheopis*），原分布于印度，后传布到欧洲、亚洲的温暖地带及热带的较凉爽地区和东非等地。成虫多紧密地留在鼠类宿主体上，但幼虫在巢中可以不依靠成虫的血、粪而发育良好。此蚤是鼠疫的主要传播媒介，还可传播布氏菌病、猪丹毒病、鼠源性斑疹伤寒等疾病，也是缩小膜壳绦虫的中间宿主。（图2-7-4）

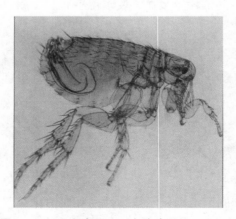

图2-7-4　印鼠客蚤（引自陈建平等，2004）

（3）猫栉首蚤（*Ctenocephalides felis*），为世界性分布的多宿主型蚤，主要寄生于猫、狗、鼬等食肉动物，也寄生于人、各种啮齿动物和食虫动物。它能传播鼠疫，也是犬复孔绦虫的中间宿主。

（4）犬栉首蚤（*Ctenocephalides canis*），在我国仅见于新疆和东北。除以家栖和野生犬科食肉动物为宿主外，亦偶然寄生于人和鼠类。它能传播鼠疫，也是犬复孔绦虫的中间宿主。

（5）方形黄鼠蚤松江亚种（*Citellophilus tesquorumsungaris*），分布于古北区，我国的东北、西北和华北多见。主要宿主为黄鼠、长爪沙鼠、跳鼠及布氏田鼠等，亦见于旱獭。本亚种和蒙古亚种都是鼠疫的传播媒介，也传播猪丹毒病。

（6）不等单蚤（*Monopsyllus anisus*），广泛分布于古北区、新北区和东洋区，我国东北、华北、华东和西南各地多见，为多宿主型蚤，主要寄生于各种家栖和野生鼠类、鼩鼱和树鼩等食虫动物，亦可寄生于食肉类和人。不等单蚤适应于较寒冷的季节，常在冬季达到高峰。此蚤属于毛蚤型，但也常在动物窝洞中采到。它能传播鼠疫，还可传播假结核菌病、猪丹毒病、李斯德菌病、蜱源性脑炎等。

（7）具带病蚤（*Nosopsyllus fasciatus*），此蚤原分布于欧洲，随其鼠类宿主传播到世界各地，成为广布种。我国多见于东北的城市。除主要寄生于各种家鼠以外，还寄生于姬鼠、黄鼠、兔、猫、狗和人。它是鼠疫的主要媒介之一。

（8）谢氏山蚤（*Oropsylla silantiewi*），广泛分布于古北区，在我国见于内蒙古、新疆、青海、西藏等地，是旱獭的主要寄生蚤，亦能叮人。盛见于秋季，是旱獭鼠疫的主要媒介。

（9）斧形盖蚤（*Callopsylla dolabris*），分布于古北区，在我国多见于东北和内蒙古、新疆。是旱獭的主要寄生蚤，夏季繁殖最盛。它是鼠疫的主要媒介之一。

（10）缓慢细蚤（*Leptopsylla segnis*），呈世界性分布，主要宿主为鼠类，特别是小家鼠和姬鼠等，亦寄生于松鼠、兔、食虫类的鼩鼱、树鼩和人。它是鼠间鼠疫的媒介，还传播猪丹毒病、鼠源性斑疹伤寒、蜱源性脑炎和沙门氏菌病。

（11）潜蚤（*Tunga*），是内寄生的蚤类，其下颚内叶甚发达，适于钻入宿主皮肤营固着寄生。我国有两种潜蚤，即盲潜蚤和俊潜蚤，均寄生于鼠类。

五、蚤与疾病的关系

蚤对人的危害可分为骚扰吸血、寄生和传播疾病3个方面。首先是直接的侵袭。蚤类在人畜家禽寄生吸血后，其涎液可导致皮炎、奇痒或变态反应，影响生活甚至生命安全。其次，成虫寄生于鸟类和哺乳动物吸血，是鼠疫和斑疹伤寒的传播者。此外，蚤主要通过生物性方式传播疾病，最重要的是鼠疫，其次是鼠源性斑疹伤寒（地方性斑疹伤寒）；还能传播犬复孔绦虫、缩小膜壳绦虫和微小膜壳绦虫病。

第八节　蠓

蠓是重要的医学昆虫，属双翅目蠓科，种类繁多，呈世界性分布。蠓常滋生于水塘、沼泽、树洞、石穴的积水及荫蔽的潮湿土壤。蠓不仅可以通过叮咬对人、畜等产生直接骚扰性危害，而且还可以通过吸血活动传播多种病原体，如细菌、病毒以及寄生虫，并引起相应的疾病，因此蠓是与人、畜疾病关系密切的重要的媒介昆虫。

一、形态特征

1. 卵
呈长纺锤形，长约0.5毫米，表面有纵列突起的小结节。新产卵为灰白色，渐变深色。

2. 幼虫
细长，呈蠕虫状。分为4龄，1龄幼虫长近1毫米，4龄幼虫5～6毫米。头部深褐色，胸、腹部淡黄色。各体节有短毛，最后一节的毛较长。头部常角化，有1对具端齿的大颚，有一组角化的咽片结构，位于头壳内中央，具有裂碎和筛选食物的功能。头胸间有短颈，通常有3个胸节、9个腹节。

3. 蛹
被有蛹壳，分头胸部和腹部，体长2～5毫米。早期淡黄色，羽化前呈深褐或黑色。头胸部前端有眼1对，背面有1对呼吸突（或称作呼吸喇叭，也称作前胸角），其端部有孔。各节背、腹面均有一定数量的毛、刺和突起，尾端分叉，或呈角状，或呈钩状。

4. 成虫
黑色或深褐色，体长1～3毫米。头部近球形，复眼发达，呈肾形。雄蠓两眼距离较近，雌蠓两眼距离较远。触角丝状，分15节。在触角基部之后有单眼1对。口器为刺吸式。中胸发达，前、后胸较小，胸部背面呈圆形隆起。翅短宽，翅上常有斑和微毛，其大小、颜色、位置等为分类依据。足细长。腹部10节，雌蠓有尾须1对；雄蠓的第9、10腹节转化为外生殖器。

二、生活史

蠓生活史所需的时间与温度关系密切。在夏季约需1个月，通常一年可繁殖2～4代，视种类与地区不同而异。雄蠓交配后1～2天便死亡，雌蠓的寿命约1个月。一般以幼虫或卵越冬。（图2-8-1）

1. 卵

雌蠓将卵产在湿润的场所，卵在干燥环境中极易干瘪而不能孵化；卵孵化时先在卵的粗端，由卵内幼虫的额部隆起1对破卵突，将卵壳破一横裂，头部先钻出。卵大都同时孵化，相差不超过半日。

2. 幼虫

生活于水中泥土表面，以菌、藻类以及一些原生动物为食。在（27±1）℃时，22～38天化蛹。幼虫在水中的运动方式很特殊，像蛇一样运动。当其在水面受惊动后，会迅速沉入水底，钻入泥中。4龄幼虫一般也是蠓的越冬虫态。

3. 蛹

不活动，可见于水中或稍有积水的淤泥中，5～7天羽化。

4. 成虫

成虫多栖息于树丛、竹林、杂草、洞穴等避风、避光处。当温度、光照适合且无风时，成虫即成群飞出。蠓的飞行能力不强，一般不超过0.5千米，其活动范围限于栖息地周围300米内。

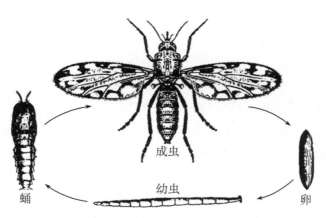

图2-8-1 蠓生活史（引自诸欣平等，2018）

三、生态习性

1. 吸血

蠓为刺吸式口器，雄蠓吸食植物汁液，雌蠓具有吸血习性，因此雌蠓可作为传播疾病的重要媒介。一般蠓的吸血活动是在白天、黎明或黄昏进行。

2. 产卵

吸血蠓类交配时常有群舞现象，交配后吸血，3~4天后卵巢发育成熟而产卵。通常雌蠓一生产卵2~3次，一次产卵50~150粒。

3. 季节消长

我国的蠓，北方5—8月出现，南方4—10月出现。

四、常见种类及分布

蠓分布广泛，绝大多数地区均有分布。全球已知蠓类5 360种，其中库蠓1 530种，细蠓133种，铗蠓属蠛蠓亚属124种，澳蠓1种。吸血蠓虫是蠓科昆虫中能叮刺人和畜等动物蠓虫的总称。吸血蠓虫是重要的医学昆虫。全世界已知吸血蠓虫为4属1 503种，包括库蠓属、蠛蠓属、细蠓属和澳蠓属。

在我国，除东北地区外，全国各地均有蠓分布，但在东北林区、草原中数量尤其多。在我国，吸人血的蠓主要有3属：库蠓属、细蠓属和蠛蠓属。以蠛蠓为最多见，主要分布在长江以南各省份。

五、蠓与疾病的关系

蠓对人的危害主要是雌蠓刺叮骚扰，叮咬处奇痒，也可致皮炎甚至过敏性休克。蠓的吸血习性使其成为虫媒病和人畜共患病的传播媒介。多种吸血蠓被证明可携带18种以上病毒，如库蠓传播的奥洛普切病毒曾在巴西造成流行。20世纪50年代，我国曾在福建、广西的蠛蠓中分离出乙型脑炎病毒。严重危害家畜的蓝舌病是由库蠓所传播。除传播病毒外，吸血蠓还与近20种寄生虫病的传播有关，如肝囊原虫、丝虫和血孢子虫等。

第九节　虱

虱是寄生于动物体表的昆虫，属昆虫纲虱目钝角亚目、吸虱亚目、喙虱亚目和细角亚目。寄生人体的虱属虱目吸虱亚目虱科和阴虱科中的人虱和耻阴虱。人虱又分两个亚种：人体虱和人头虱。

一、形态特征

1. 人虱

卵略呈卵圆形，白色稍透明。卵壳前端具一帽状小盖，具有显著的圆形边缘。若虫形态基本上与成虫相似，仅仅看上去颜色稍淡一些，个头稍小一些。成虫背腹扁平，体狭长，灰白色。头部小略呈菱形，触角分5节，各节粗细一致。有眼1对，每眼有1个小眼面。口器为刺吸式，由吸喙和口针组成。胸部3节融合，中胸背面两侧有气门1对。足粗壮，3对足大小相似，各足胫节远端内侧具一指状胫突，跗节仅1节，其末端有1对弯曲的爪。腹部第1、2节融合，第3～8节两侧有骨化的侧背片，每片上均有气门。雌虱腹部末端有2片瓣状尾叶，第8节腹面有一生殖腹片和1对生殖肢。雄虱腹部末端圆钝，3～7节背面各有2个小背片，腹部后端有缩于体内的阳茎。（图2-9-1）

人体虱和人头虱形态区别甚微，人头虱体略小，体色稍深，触角较粗短。

2. 耻阴虱

卵似人虱，但盖甚为凸出，气室较大而少。若虫形态与成虫相似，体较小。成虫体灰白色，较短，略呈蟹形，长1.5～2毫米，宽约1.5毫米。头短，与胸相比甚为窄小。触角5节，两性相同。 眼位于触角后交上。胸部短而宽。无胸板和背窝。前足最细，具细尖爪，中、后足胫节明显粗壮。各基节位于胸部缘，各具一钝突。胫突发达，在末端有一棘状刚毛。腹部较小，前部宽度约与胸相等，向后渐窄。第5～8腹节侧缘各具锥形侧突，上有刚毛，第8节侧突较长。气门6对，第3～5节融合，前3对气门排成斜列。（图2-9-1）

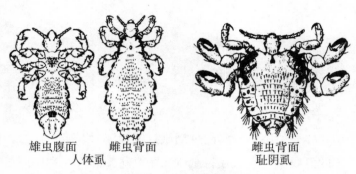

雄虫腹面　　雌虫背面
人体虱

雌虫背面
耻阴虱

图2-9-1　人体虱和耻阴虱模式图（引自诸欣平等，2018）

二、生活史

虱的生活史为不完全变态，发育过程有卵、若虫、成虫3个时期。雌虫产卵时分泌胶液，使卵粘附在毛发或衣物纤维上。卵经7~8天孵化。若虫分3龄，其发育时间：人虱需8~9天，耻阴虱需27~34天。完成生活史人虱需16~25天，耻阴虱需34~41天。成虫羽化后12小时即可交配，1~3天内即可产卵。人虱一生平均产卵230粒，耻阴虱约30粒。人虱寿命为20~30天，耻阴虱寿命稍短。（图2-9-2）

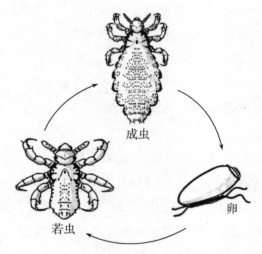

成虫

卵

若虫

图2-9-2　人虱形态特征示意图（引自诸欣平，2018）

三、生态习性

1. 寄生

虱是已经完全适应了宿主体表环境的寄生昆虫，其对寄生环境的要求比较恒定专一。如体虱的最适温度是30~32℃，正是人体表的温度。最适相对湿度为10%~60%，不喜欢潮湿和高温，对黑暗有趋向性。故在春季天气转暖后，寄主因活动出汗或发热时，虱子易从体表爬到衣服外面，通过宿主或衣服向外传播。

虱有群集一处的习性。如体虱多聚集在内衣领襟、腋下、裤腰等处。头虱主要集中在发根。阴虱主要集中在会阴部。

2. 吸血

虱的若虫和成虫均吸血，而且专吸人血，吸血量一般可达其体重的1/3以上。如果发现正在吸食的虱，不要用蛮力拔出，应用酒精擦拭虱的头部，使其松口掉落。

四、虱与疾病的关系

虱传疾病冬季多发，与个人卫生状况有关，主要包括叮咬和传播疾病。虱吸血后，在叮咬处可出现丘疹和瘀斑，抓搔后可引发感染。传播疾病的主要是体虱，主要传播4种疾病：① 流行性斑疹伤寒。病原体为普氏立克次氏体，在虱肠壁细胞内繁殖，肠壁细胞胀破，立克次氏体随虱粪排出，沾染皮肤又被擦入皮肤伤口；或虱吸血时被挤碎，肠内病原体被擦入皮肤伤口，从而传播本病。② 战壕热。病原体为五日立克次氏体，在虱肠胃腔内繁殖，传播方式同流行性斑疹伤寒。③ 回归热。病原体为回归热螺旋体，在虱血腔里繁殖，当挤破虱体后，病原从皮肤破口或黏膜进入人体。④ 肠炎沙门氏菌和猪瘟沙门氏菌也可在虱体内繁殖，于虱体被挤破时经皮传染，可致菌血症。

第十节　恙螨

恙螨属于真螨目前气门亚目恙螨总科中的恙螨科、列螨科和无前螨科，可传播恙虫病等疾病。全世界已知3 000余种（亚种），我国已记录500余种（亚种）。我国是恙虫病的主要流行地区之一，随着疫源地的不断发现和报道，恙虫病已在我国由南向北蔓延，发病区县和报告病例数快速增加，而媒介恙螨则在恙虫病流行与疫源地扩散中发挥着重要作用。

一、形态特征

1. 幼虫

由于绝大多数恙螨种类都是从其寄生的宿主体上采得的幼虫，所以目前恙螨的分类仍以幼虫形态为依据。幼虫一般呈椭圆形，体色为红、橙、淡黄或乳白色。初孵出时体长约0.2毫米，饱食后可达1.0毫米以上。颚体位于躯体前端，螯肢基节宽大，呈三角形；端节称螯肢爪，呈弯刀状。须肢呈圆锥形，分为转节、股节、膝节、胫节和跗节，转节较小，股节最大，胫节末端有爪，跗节呈拇指状，着生于胫节腹面内侧缘。颚基在腹面向前延伸，其外侧形成1对螯盔。躯体背面前部有盾板，是重要的分类依据。盾板上通常覆盖有5根刚毛，中部有2个圆形的感器基，由此生出具有感觉功能的感器。感器分鞭丝状和棍棒状2种类型。多数种类有眼2对，位于盾板两侧的眼板上，少数为1对或无眼。盾板后方的躯体上有横列的背毛，其排列的行数和数目等因种类而异。气门有或无，位于颚基与第1对足基节之间。足3对，分为6或7节，如为7节，则股节又分为基股节和端股节，跗节末端有1对爪和1个爪状爪间突，足上多羽状毛。（图2-10-1A、图2-10-2）

2. 若虫和成虫

成虫体长1.0~2.0毫米，外形呈"8"形，通常为红色，全身密布绒毛。若虫形似成虫，体长0.5~1.0毫米，体表覆盖的绒毛相对稀疏。（图2-10-1B）

成虫和若虫均具有4对足，足末端有1对爪。足Ⅰ较长，有触角作用。

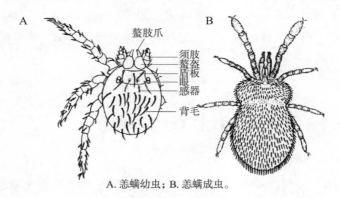

A. 恙螨幼虫；B. 恙螨成虫。

图2-10-1 恙螨幼虫和成虫模式图（引自诸欣平等，2018）

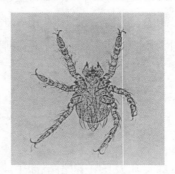

图2-10-2 恙螨幼虫（引自陈建平等，2004）

二、生活史

恙螨发育过程有卵、前幼虫、幼虫、若蛹、若虫、成蛹和成虫等7期。

卵呈球形，淡黄色，直径约200微米，成堆产于土壤浅表缝隙中。卵期2~8天。适宜条件下，卵内幼虫发育成熟，卵壳破裂，逸出前幼虫。经7~14天，幼虫破膜而出，活动敏捷，成群在地面爬行，遇宿主即攀附寄生，常在宿主皮肤柔软湿润处叮刺，经3~5天饱食后，坠落地面缝隙中。3~7天后静止不动变为若蛹，若蛹内若虫发育成熟后，进入静止的成蛹期，经7~15天发育为成虫。恙螨生活史较长，需3个月至1年。（图2-10-3）

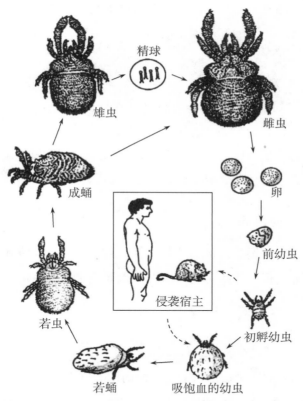

图2-10-3 恙螨生活史示意图（引自诸欣平等，2018）

三、生态习性

1. 宿主

恙螨幼虫的宿主范围很广泛，包括哺乳类（主要是啮齿类和食虫类）、鸟类、爬行类和两栖类，有些种类也可侵袭人。多数种类的恙螨对宿主选择性不强。大多数恙螨幼虫寄生在宿主体表，多在皮薄而湿润处，如鼠的耳窝、会阴部，鸟类的腹股沟、翼腋下，爬行类的鳞片下等。在人体则常寄生在腰、腋窝、腹股沟、阴部等处。

2. 滋生地

恙螨多分布在温暖潮湿地区。滋生地为隐蔽、潮湿、多草、多鼠等场所，以江河沿岸、溪边、山坡、山谷、森林边缘及荒芜田园等杂草丛生的地区为最多；也可见于村镇附近的农作物区、菜园、瓦砾堆、墙角等处。在寒冷地带，也有适合某些螨种生存的微环境。

3. 季节消长

根据恙螨种群出现的季节高峰，可将其分为夏季型、春秋型、秋冬型。① 夏季型：每年夏季出现一次高峰，如地里纤恙螨。② 春秋型：有春秋两个季节高峰，如多种纤恙螨。③ 秋冬型：在10月至次年2月出现一个高峰，如小盾纤恙螨。夏季型和春秋型多以若虫和成虫在土壤中越冬，秋冬型无越冬现象。

四、主要种类及分布

恙螨分布在温暖、潮湿的地区，地形包括海岛、平原、丘陵和山区，以热带雨林最为广泛。如东南亚地区的恙螨种类繁多，是世界上恙螨最集中的地区。我国以东南沿海至西南边境地区为恙螨主要分布区域。

1. 地里纤恙螨

幼虫躯体卵圆形，活体橘红色，体毛较少。2对眼明显，红色。盾板略呈长方形，前缘和两侧缘微内凹，后缘微凸出，而中部微内凹。盾板上有羽状毛5根，包括前中毛1根，前侧毛和后侧毛各1对。感器呈丝状，近基部无棘，端部分为17～19支。感器基位于后侧毛孔的水平线略前方。（图2-10-4A）

地里纤恙螨是我国恙虫病的主要媒介，以黄毛鼠、褐家鼠、黄胸鼠、社鼠、黑线姬鼠为主要宿主。分布广泛，其中广东和福建分布最广。

2. 小盾纤恙螨

幼虫躯体橘红色，眼红色，明显。盾板长方形，前缘稍内凹，后缘向后略呈弧形

凸出。盾板刚毛5根，后侧毛孔的水平线与感器基在同一水平线上。感器丝状，近基部有小棘，端部分支较多。（图2-10-4B）

小盾纤恙螨是日本秋冬型恙虫病的传播媒介，以黄毛鼠，黑线姬鼠、社鼠为主要宿主。我国分布于除西北、西藏外的省区，以东北和华北为主。

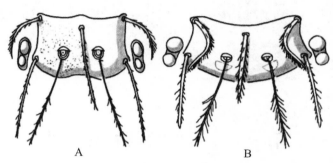

图2-10-4　地里纤恙螨（A）和小盾纤恙螨（B）模式图

五、恙螨与疾病的关系

恙螨可引起恙螨皮炎和传播疾病。

1. 恙螨皮炎

由于恙螨的唾液能够溶解宿主皮肤组织，引起局部凝固性坏死，故宿主能出现皮炎反应。被叮刺处有痒感并出现丘疹，有时可发生继发感染。

2. 恙虫病

是由感染立克次体的恙螨幼虫叮咬人体所引起的一种急性传染病。其临床特征为起病急骤、持续高热、皮疹、皮肤受刺叮处有焦痂和溃疡、局部或全身浅表淋巴结肿大等。当恙螨幼虫叮刺存宿主时，将病原体吸入体内，并经卵传递到下一代幼虫，然后再通过叮刺传给新宿主，包括人。我国大陆恙虫病的主要传病媒介为地里纤恙螨，属夏秋型。在台湾还有红纤恙螨。最近已证实江苏北部的恙虫病为小盾纤恙螨所传，属秋冬型。恙虫病在我国主要见于台湾、广东、福建、浙江、云南、广西、贵州等地。近年来西藏、四川、新疆、山东、江苏和安徽也有本病报告。

3. 肾综合征出血热

又称流行性出血热，病原体为汉坦病毒。在我国以黑线姬鼠为主要保虫宿主，小盾纤恙螨是其体外优势螨种，为陕西疫区野鼠型肾综合征出血热的传播媒介。

第三章　常用病媒生物防制药械与技术

第一节　常用的卫生杀虫剂

一、杀虫剂的种类

在与病媒生物作斗争的过程中，化学防制是一种重要手段，而化学防制的核心是卫生杀虫剂。卫生杀虫剂奏效迅速，能防制多种病媒生物。我国常用的卫生杀虫剂种类主要有有机氯类、有机磷类、氨基甲酸酯类、拟除虫菊酯类、昆虫生长调节剂、生物杀虫剂等。

1. 有机氯类杀虫剂

有机氯类杀虫剂是人类历史上最早出现的有机合成杀虫剂。它合成方便，作用谱广。其毒理机制是通过直接影响害虫的神经传导来使靶目标中毒死亡。以触杀和胃毒作用为主，有的兼熏蒸作用，其最大特点是持效长，适于滞留喷洒。然而，大多数有机氯类杀虫剂活性十分稳定，不易分解，大量应用后会造成环境污染，破坏生态平衡，通过食物链浓缩会对人畜产生慢性中毒，因而在许多国家被控制使用，例如六六六、滴滴涕等先后均被禁止生产使用。目前我国尚在使用的有三氯杀虫酯。

2. 有机磷类杀虫剂

有机磷类杀虫剂性质不稳定，在自然界易水解或生物降解，大部分种类不易在人、畜体内累积。这类杀虫剂具有触杀、胃毒兼内吸或熏蒸作用。多数种类具有广谱杀虫性能，少数种类有较强的选择性；对害虫药效高，使用方式多样，速效性好，残效期较短，毒性中等。主要作用机制系抑制害虫体内神经组织中的乙酰胆碱酯酶或胆碱酯酶的活性，并与胆碱酯酶结合形成磷酰化胆碱酯酶复合体，使胆碱酯酶失去催化乙酰胆碱的作用，使乙酰胆碱积累，影响神经兴奋传导而使害虫发生痉挛、麻痹、死亡。有机磷类杀虫剂是我国合成简单、价格低廉、种类最多、产量最多的一类杀虫剂，例如敌敌畏、毒死蜱、杀螟硫磷、马拉硫磷、乙酰甲胺磷等。

3. 氨基甲酸酯类杀虫剂

氨基甲酸酯类杀虫剂的杀虫范围不如有机磷类杀虫剂的广，多数种类具有胃毒和触杀作用，有的兼有熏蒸作用。其作用机制是该化合物分子整体与乙酰胆碱酯酶结合，形成氨基甲酰化酶，抑制乙酰胆碱酯酶的活性。具有以下特性：① 大多数品种为速效、残效短、选择性强，对天敌安全。② 大多数种类对人、畜毒性低，在生物体和环境中易降解，无慢性毒性，对鱼低毒，使用安全。③ 具有对害虫药效较高、选择性强、作用迅速且在低温度（低于15℃）下效力好等特点，可用于防制越冬害虫。此类杀虫剂处于当今杀虫剂领域中的第二大类杀虫剂，仅次于有机磷类杀虫剂。主要有甲萘威、残杀威等。

4. 拟除虫菊酯类杀虫剂

除虫菊对昆虫有高效速杀作用，但其化学性质不稳定，残效短，被击倒的昆虫易复苏，加之人工栽培的除虫菊产量、价格受到限制而不能广泛应用。化学合成的除虫菊酯，由于化学结构和天然除虫菊酯类似，故称为拟除虫菊酯。它是20世纪80年代崛起的一类杀虫剂。其对害虫以触杀和胃毒作用为主，无内吸传导作用。具有高效、广谱、半衰期短、对环境污染少等特点。拟除虫菊酯类杀虫剂对昆虫的作用机制比较复杂，包括穿透、解毒、排泄等多个方面。目前普遍认为这类杀虫剂为神经毒剂，它通过对昆虫体内的神经系统产生中毒作用，首先诱发昆虫兴奋，然后神经传导阻塞，昆虫进而痉挛、麻痹、死亡。由于昆虫中毒征象分为2个阶段，即兴奋期和抑制期，所以常用击倒率和致死率2个指标表示各种类特性。

拟除虫菊酯有第一代和第二代之分，其化学结构中都含有环丙烷羧酸结构。第一代的代表种类如丙烯菊酯、胺菊酯、苄呋菊酯等，因易受光作用分解失效而被称为光不稳定性除虫菊酯。第二代的代表种类有氯菊酯、氯氰菊酯、溴氰菊酯、氰戊菊酯等，这类菊酯与第一代相比杀虫活性高、持效时间长、光稳定性好，故又称光稳定性拟除虫菊酯。此外，第二代还有以下特点：① 除少数品种外，一般对哺乳动物毒性较第一代高，但杀虫活性亦高。② 多数带有氰基，其中同时又含卤素的种类，对黏膜往往有不同程度的刺激作用。③ 大部分种类对鱼类毒性高，对天敌选择性差，无内吸传导作用，某些产品对螨的效果差。近年，拟除虫菊酯类杀虫剂发展迅速，新的品种大量出现，现已广泛地用于农业及卫生害虫防制工作中。成为仅次于有机磷类、氨基甲酸酯类的杀虫剂第三大类。

5. 昆虫生长调节剂

昆虫生长调节剂较成熟的主要有2类。第一类为保幼激素类化似物，双氧威。其作用机制是抑制昆虫咽侧体活性和干扰脱皮激素的生物合成，对卵有特殊的杀灭和抑制孵化作用。其对蚊、蝇、蟑有很好的防制效果。但施药时要选择最佳的时期。第二类为几丁质合成抑制剂，能抑制昆虫几丁质合成酶的活性，阻碍几丁质合成，即阻碍新表皮的形成，使昆虫的蜕皮、化蛹受阻，活动减缓，取食减少，直至死亡。目前已知的此类化合物有几千种，商品化的约为20种。主要种类有：① 苯甲酰脲类，如除虫脲（敌灭灵）、灭幼脲（苏脲Ⅰ号）、氟虫脲等。② 噻嗪类（灭幼酮、扑虱灵）等。③ 三嗪（嘧啶）胺类，如灭蝇胺等。

6. 生物杀虫剂

此类杀虫剂的作用机制是蚊蝇幼虫将此类杀虫剂吞食后，释放出毒素破坏胃壁，毒素进入中肠，使上皮细胞片层脱落，导致幼虫死亡。如苏云金杆菌以色列变种（bt-14）、球形芽孢杆菌（bs-10）等。前者对伊蚊效果佳，后者对库蚊药效好。

7. 其他类杀虫剂

除上述杀虫剂外，我国使用的杀虫剂还有许多，无机物类杀虫剂，如硅藻土、钼酸钠、硼酸等；有机氟类杀虫剂，如氟虫胺、氟蚁腙、氟磺酰胺等；新烟碱类（烟酰亚胺类、类烟碱类）杀虫剂，如吡虫啉（咪蚜胺）、吡虫清；吡唑类杀虫剂，如锐劲特（氟虫腈）。此外还包括一些驱避剂和增效剂。

有时一种杀虫剂往往有多种作用方式。上述杀虫剂按照作用或效应方式，又可分为如下几类。

（1）胃毒剂：通过消化系统进入虫体使其中毒死亡的药剂，如敌百虫等。

（2）触杀剂：通过接触表皮或渗入虫体使其中毒死亡的药剂，如溴氰菊酯等。

（3）熏蒸剂：以气体状态通过呼吸系统进入虫体，使其中毒死亡的药剂，如敌敌畏等。

（4）驱避剂：本身基本没有毒杀能力，但可驱散和使害虫忌避，以保护人、畜不受侵害的药剂。

（5）诱致剂（引诱剂）：能引诱害虫前来接近，以便集虫防制或调查虫情的药剂。一般可分食物诱致剂、性诱致剂、产卵诱致剂3类。诱致剂与胃毒剂混用，非常有效，值得今后大量开发应用。

（6）内吸杀虫剂：药物经家畜体表吸收，分布于全身血液中，当昆虫刺吸家畜血液时引起中毒死亡，防制家畜体外的寄生虫，如皮蝇磷、杀虫畏等。

（7）粘捕剂：为具有不干性的饴状黏性物质，用以粘捕害虫的药剂，如粘蟑纸、粘蝇纸等。

二、杀虫剂的剂型及制剂

卫生杀虫剂原药有固体和液体2种，固体称为原粉，液体称为原油。由于原药有效成分含量高，除少数可直接用于超低容量喷洒或熏蒸外，一般很少直接使用，需要转换成剂型才能使用。卫生杀虫剂的剂型按其物态可分为固态、半固态和液态。常见的固态剂型有粉剂、可湿性粉剂、颗粒剂、毒饵、蚊香、烟剂等；常见的半固态剂型有膏剂、糊剂、霜剂等；液态剂型有乳剂、油剂、气雾剂等。防制对象和防制场所不同，所选用的剂型也不同，如家庭可选用蚊香、气雾剂、烟熏剂等，空间喷洒防制蚊蝇可选用超低容量制剂等，滞留喷洒防制蚊、蝇、蟑可选用悬浮剂、水乳剂等，鼠、蟑螂防制可选用毒饵、胶饵等。下面介绍几种常用的剂型。

1. 粉剂

粉剂是由杀虫剂原药、填料和少量的助剂经混合、粉碎再混合至一定细度（95%通过200目标准筛）的粉状制剂。它可不用稀释，直接使用，有效成分含量比较低。加工成粉剂的目的在于增加杀虫药的覆盖面积和改进杀虫剂的理化性状。目前我国在防制卫生害虫中，用在防制蟑螂方面的粉剂产品较多。它具有使用方便、药粒细、残效期长、药粉能均匀分布、防效高等优点，但外观不佳也是它的明显缺点，故使用者一定要根据防制场所环境合理选用。使用的原药有很多，如氯菊酯、氯氰菊酯、高效氯氰菊酯、溴氰菊酯、残杀威等。

2. 可湿性粉剂

可湿性粉剂是指将杀虫剂原药、载体、填料、表面活性剂（湿润剂、助悬剂、分散剂）、辅助剂（稳定剂）等按比例混合研磨成很细的制剂，其细度需98%通过75微米标准筛（即200目标准筛），使用时需加水稀释成悬浮液进行喷雾。可湿性粉剂在我国防制卫生害虫上使用的品种较多且较普遍，主要有10%的氯菊酯、40%的杀螟松、5%的顺式氯氰菊酯（奋斗呐）和2.5%的溴氰菊酯（凯素灵）可湿性粉剂、20%的醚菊酯（利来多）可湿性粉剂、10%的氟氯氰菊酯（杀飞克）可湿性粉剂、10%的高效氯氟氢菊酯（爱克宁）可湿性粉剂。

3. 乳油

乳油是将杀虫剂原药（原粉或原油）按一定的比例溶解在有机溶剂（如二甲苯、

苯、环己酮等）中，再与相应比例的乳化剂相溶，制成均匀透明的油状液体，加水后形成的相对稳定的乳状液。乳化剂有钠肥皂、碱、植物皂素、硫酸化蓖麻子油、亚硫酸纸浆废液及合成乳化剂等。市场常见的乳油有80%的敌敌畏、2.5%的溴氰菊酯（敌杀死）、20%的残杀威（拜力坦）等。

4. 微乳剂

微乳剂是由一种或一种以上液体以液珠形式均匀分散在另一种互不相溶的液体中形成的分散体系，即油为分散组（或内相、有机相），水为分散介质（或外相、水相、连续相）。其液滴微细，滴径一般在0.01~0.1微米，外观为透明、均匀的液体，物理稳定性好，在生产、贮存和使用中安全。由于它是以水为基质，故产品成本较低。其粒子小，对害虫细胞有良好的渗透性，低剂量就能产生药效。目前该剂型仍处于研究开发阶段。已有的产品为10%高效苯醚菊酯、0.35%氯菊酯+0.15%胺菊酯、5%胺菊酯+1%苄呋菊酯+30%增效醚等微乳剂。

5. 油剂

油剂是将药剂溶解于有机溶剂中的一种剂型，直接用于害虫的防制。该剂型主要用于卫生害虫的防制，如蚊子幼虫的防制。可用于热雾机防制蚊子成虫，也可以应用在超低容量喷雾器对外环境中蚊蝇的防制。一般可用煤油或柴油稀释。

6. 悬浮剂

悬浮剂是不水溶固体杀虫剂或不混溶液体杀虫剂在水或油中的分散体。它是以水为分散介质，将原药、助剂（润湿分散剂、防腐剂、增稠剂、稳定剂、pH调整剂、消泡剂等）经湿化法超微粉碎制成的胶状体剂型。悬浮剂的粒径是影响悬浮率和稳定性的重要因素之一，目前国际上尚无一个公认的标准，我国一般将其控制在1~5微米。此剂型的发展历史短，是处在开发完善中的一种新剂型，因其具有可湿性粉剂和乳油的优点，所以目前在国内外发展非常迅速。它与可湿性粉剂相比较，具有喷后物体表面不留色泽、不易堵塞喷雾器（粒径小）、喷雾时刺激性小等优点，市场上常见的有含2.5%溴氰菊酯的（凯素灵）悬浮剂、5%或10%顺式氯氰菊酯（奋斗呐）悬浮剂、12.5%高效氟氯氰菊酯（拜虫杀）悬浮剂、5%顺式氰戊菊酯（霹杀高）悬浮剂等。

7. 干悬浮剂

干悬浮剂是以杀虫剂原药、纸浆废液、棉籽饼等植物油粕或动物毛皮水解下脚料及某些无机盐等工农业副产物为原料配制而成的一类新型剂型。它保留了悬浮剂、乳剂和可湿性粉剂的优点，它实际是通过特殊的加工方法实现的粉粒化可湿性粉剂。因为其是干制剂，易于包装、储存、运输，同时降低了生产和使用过程中的粉尘，克服了以水为分散介质的悬浮剂在储存中分层和结块的缺点，所以近年来，在我国发展较快，已经面市的产品有高效氯氰干悬浮剂。

8. 微囊悬浮剂

微囊悬浮剂是用物理、化学或物理化学及其相结合的方法，先将杀虫剂高度分散成几或几百微米的颗粒，而后用高分子化合物包裹和固定起来，形成具有一定包覆强度的囊，通过选择性半透膜有控制地释放杀虫剂，发挥其药效。由于杀虫剂被封锁在胶囊中，控制了光、热、空气、水等的分解作用和无效的流失、挥发，使杀虫剂缓慢地释放出有效剂量，所以其残效期大大延长；由于原有杀虫剂表面性质得到改善，所以接触毒性、令人不愉快的气味、易燃性等都可降低；由于其表面物理性能得到改善，所以药效稳定，对人、畜安全。微胶囊剂作为一种新剂型，由于具有上述优点，已受到人们的关注和积极地开发应用，目前市场商品化的产品有10%的高克螂、2.5%的大灭等。

9. 气雾剂

气雾剂是凭借包装容器内推进剂产生高速气流，将内溶药液分散雾化，靠阀门控制喷雾量的一种罐装剂型。由于使用方便、能快速杀灭害虫、用药量少等优点，近些年气雾剂在我国发展很快，产销量已在世界上名列前茅。其产品配方也是多样的，但以菊酯类击倒剂与致死剂为主。

10. 热雾剂、烟剂

热雾剂为将杀虫药的有效成分溶解在具有合适闪点和黏度的溶剂中，再添加其他助剂加工成一定规格要求的制剂，使用时借助烟雾机高温加热挥发成烟，同时将液体杀虫剂一同以几十微米的微滴喷出分散悬浮在空气中。烟剂是将杀虫剂以固体微粒的形式悬浮在空气中。两种剂型在蟑螂的防制方面应用较为普遍。

11. 饵剂（毒饵）

饵剂是为引诱目标害虫取食而设计的制剂。目前市场常见的有灭鼠毒饵、灭蝇毒饵、灭蟑毒饵。毒饵由于具有使用方便、不易产生抗药性、价格便宜、杀灭效果好的特点，所以近年来发展较快，新的产品不断出现。

12. 蚊香系列产品

严格地说，蚊香系列产品都属于热烟剂类的驱蚊产品，包括蚊香（有烟蚊香、微烟蚊香、无烟蚊香）、电热蚊香、固体蚊香、液体蚊香。它们都是借助一定的热量，使杀虫剂中的有效成分挥发到空气中，从而达到驱杀成蚊的目的。由于蚊香用杀虫剂的国产化，此类产品在我国发展迅速，已成为我国夏秋季节家庭驱杀成蚊的常用产品。

此外，尚有一些其他剂型，如片剂、药笔、药膏、药膜、药纸、药剂涂料、毒蝇绳、粘捕剂等，在此不一一赘述。

第二节　杀鼠剂

一、种类

杀鼠剂是用于防制鼠害的化学药剂，一般是指用于配制毒饵的肠道毒物。我国登记的卫生杀鼠剂如表3-2-1所示。

表3-2-1　我国登记的卫生杀鼠剂

有效成分	产品及有效成分含量范围（质量百分比）
溴敌隆	0.02%饵粒，0.01%饵粒，0.005%饵粒
溴鼠灵	0.005%饵粒，0.005%饵块
杀鼠醚	0.75%触杀粉、0.0375%饵粒、0.038%饵粒
杀鼠灵	0.05%饵粒，0.025%饵粒
氟鼠灵	0.005%饵粒
敌鼠钠盐	0.05%饵粒、0.1%饵粒
α-氯代醇	1%饵粒
莪术醇	0.2%饵粒
地芬诺酯-硫酸钡	总有效成分含量20.02%饵粒（硫酸钡含量：20%；地芬诺酯含量：0.02%）

杀鼠剂按中毒时间快慢可分为急性和慢性2类。

急性杀鼠剂又称速效性杀鼠剂或急性单剂量杀鼠剂，如磷化锌、毒鼠强、氟乙酸钠、氟乙酰胺等。其特点是发挥作用快，潜伏期短，鼠类取食后即可致死，可收到较好的灭鼠效果。缺点是由于作用快，反应剧烈，鼠易产生拒食性，对人、畜、禽不安全，会产生二次中毒，污染环境，且无特效的解毒药物。慢性杀鼠剂又称缓效性杀鼠剂或慢性多剂量杀鼠剂。这类药物可破坏血液中的凝血酶原，使凝血时间延长，损伤毛细血管壁，增加其通透性，引起内脏和皮下出血，最后导致内脏大出血而致死，所以又称抗凝血杀鼠剂，包括敌鼠钠盐、杀鼠灵、溴敌隆、大隆、氟鼠灵（杀它仗）等。慢性杀鼠剂发挥作用缓慢，鼠中毒潜伏期较长，进食毒饵数天后毒性才发作，对人、畜、禽较安全，有特效解毒药维生素K_1。我国目前禁用的杀鼠剂有5种：氟乙酸钠、氟乙酰胺、毒鼠强、毒鼠硅和甘氟。

按照作用方式，杀鼠剂又可分为胃毒性杀鼠剂、熏蒸性杀鼠剂、驱鼠剂和诱鼠剂、不育剂4大类。

1. 胃毒性杀鼠剂

胃毒性杀鼠剂的作用是通过鼠取食药剂进入消化系统，使鼠中毒致死。这类杀鼠剂一般用量低、适口性好、杀鼠效果好，对人、畜安全，是主要使用的杀鼠剂。主要品种有敌鼠钠、溴敌隆、杀鼠醚等。

2. 熏蒸性杀鼠剂

药剂蒸发或燃烧释放有毒气体，经鼠呼吸系统进入鼠体内，使鼠中毒死亡，如氯化苦、溴甲烷、磷化锌等。其优点是不受鼠取食行动的影响，且作用快，无二次毒性；缺点是用量大，施药时对防护条件及操作技术要求高，操作费工，适宜于室内专业化使用，不适宜散户使用。

3. 驱鼠剂和诱鼠剂

驱鼠剂的作用是把鼠驱避，使鼠不愿意靠近施用过药剂的物品，以保护物品不被鼠咬。诱鼠剂是将鼠诱集，但不直接杀害鼠的药剂。

4. 不育剂

不育剂亦称化学绝育剂，通过药物的作用使雌鼠或雄鼠不育，降低鼠出生率，以达到防除的目的，属于间接杀鼠剂。

二、使用方式

杀鼠剂的使用方式通常有毒饵、毒粉、毒水、毒糊、蜡块毒饵等。

1. 毒饵

毒饵是由基饵、灭鼠剂和添加剂采用粘附、浸泡、混合及湿润等方法制成的。凡是害鼠爱吃的食物均可作基饵，添加剂主要用于改善毒饵的理化性质，常用的有引诱剂、黏着剂、警戒色等，有时还加入防霉剂、催吐剂等。投饵可采用点放（鼠道、鼠洞附近）、散放（鼠类活动的场所）、投毒饵器等方式。

2. 毒粉

毒粉由灭鼠剂和填充料混合均匀制成粉末，投在室内鼠洞、鼠道上，利用鼠类用舌舔毛、整理腹毛、净脸等习性使其中毒。需注意的是使用毒粉易污染食物、水源和环境。

3. 毒水

毒水是将药剂配成水溶液，通常加适量食糖以改善适口性。利用有些害鼠，如褐家鼠和黄胸鼠等有爱喝水的习性，在缺水环境投放使鼠类喝毒水后中毒死亡。

4. 毒糊

毒糊是将水溶性杀鼠剂配制成水溶液，加入面粉搅拌均匀成毒糊。通过涂于高粱秆、玉米轴一端，插入鼠洞，使害鼠取食中毒死亡。

5. 蜡块毒饵

蜡块毒饵是用石蜡制成毒饵，即将配好的毒饵倒入熔化的石蜡中，搅拌均匀，冷却后使毒饵成块状即成。对栖息在下水道、阴沟等潮湿处的害鼠，毒饵易变质时可采用。

第三节　常用病媒生物防制器械

防制器械在病媒生物防制中占有极其重要的地位。一般来说，防制器械包括两大类，一类是施用杀虫剂的施药器械，另一类是阻挡、杀灭病媒生物的物理防制器械。

一、施药器械

常用的施药器械有喷雾器、喷粉器、烟雾机等。喷雾器有多种分类方式：根据雾滴大小及数量可分为超低容量喷雾、低容量喷雾、常量喷雾和热烟雾喷雾；按动力形式可分为手动喷雾器、电动喷雾器和机动喷雾器；按携带方式可分为手提式喷雾器、手持式喷雾器、背负式喷雾器、车载式和飞机装载式喷雾器等。（图3-3-1至图3-3-6）

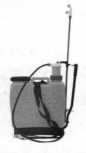　　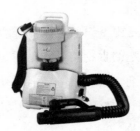

图3-3-1　背负式手动储压常量喷雾器　　图3-3-2　背负式机动超低容量喷雾器

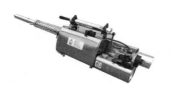

图3-3-3 烟雾机

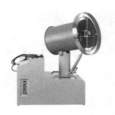

图3-3-4 车载式超低容量喷雾器

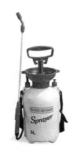

图3-3-5 手动储压式喷雾器

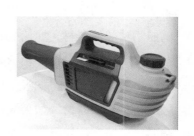

图3-3-6 便携式超低容量喷雾器

二、常用的喷雾技术

1. 常量喷雾

常量喷雾雾滴一般为粗雾、中雾和细雾。小型家用喷雾器和手动喷雾器属于此类，用于蚊、蝇等滋生地处理和表面滞留喷洒，也可作小型室内空间处理。

2. 低容量喷雾

低容量喷雾即弥雾喷雾。雾滴直径介于常量喷雾和超低量喷雾之间。

3. 超低容量喷雾

超低容量喷雾雾滴一般为气雾，主要用于空间处理防制飞行害虫，对环境要求较高，气温较高、风力大于3级时不宜选用，因为雾滴容易蒸发和飘移。

4. 热烟雾喷雾

热烟喷雾雾滴属于气雾，通常采用油剂稀释，所以又称烟雾。其雾滴在空间不易蒸发，悬浮时间长，穿透性、附着性都较强，主要用于地下仓库等无人空间处理飞行害虫和下水道等处防制蟑螂等。室外空间处理时，如风力超过3级，或非逆温气象条件下，不宜选用热烟雾喷雾。

应根据防制对象，选用适宜的喷雾类型。如杀灭飞翔昆虫应使用气雾或弥雾；要使飘移雾滴减少到最低限度，应使用中雾或粗雾；若既要减少飘移又要覆盖，应使用细雾，这样才能达到满意的防制效果。

三、物理防制器械

常用的物理防制器械包括用于防范病媒生物侵入的器械和用于杀灭病媒生物的器械。常用的防范病媒生物侵入的器械包括纱门、纱窗、胶帘、风幕机、挡鼠网、挡鼠板、防蝇罩、蚊帐等。常用的用于杀灭病媒生物的器械包括灭蚊蝇灯、鼠夹、鼠笼、粘鼠板、粘蟑板、电蚊拍、苍蝇拍、粘蝇纸、捕蝇笼等。

根据功能，物理防制器械可大致分为：

（1）"阻拦"功效的器材，如防蚊闸、防蚊贴、纱窗（门）、胶帘、风幕机等；

（2）"诱捕"功效的器材，如捕蝇瓶、捕蝇笼、捕鼠笼、诱蝇袋、广口瓶诱捕等；

（3）"粘捕"功效的器材，如粘蟑盒、粘蝇纸、粘鼠板、老鼠胶；

（4）"吸捕"功效的器材，如吸尘器法、吸蚊器等；

（5）"触杀"功效的器材，如灭蝇灯、电动捕蝇器、电子捕鼠器、电子捕蟑器等；

（6）"调温、调湿"的器材，如热蒸汽法和调控温、湿方法的机械；

（7）"敲打至死"的器材，如捕鼠夹、苍蝇拍等。

第四节　常用病媒生物化学防制技术

日常生活中常用的病媒生物化学防制技术有2种：滞留喷洒和空间喷雾。不同的化学防制技术适用的范围不同。

一、滞留喷洒技术

滞留喷洒技术是指将杀虫剂均匀地喷洒到墙壁等表面上，使进入室内的媒介昆虫接触后死亡。适用于室内病媒生物防制。选用的防制器械为压缩喷雾器或机动泵式喷雾机，根据预处理对象面积的大小或高度决定单用或兼用器械；也可选择背负式手动喷雾器或踏板式喷雾器。喷雾器宜安装喷雾压力范围为170～380千帕的气压表。处理的靶物体表面为平面时，应选择扇形雾喷嘴，扇形雾喷嘴喷角应≥80°；处理孔洞、缝隙或裂缝时，应选择单束喷嘴。

1.滞留喷洒常用杀虫剂及剂型

（1）可用于蚊、蝇、蟑螂滞留喷洒的杀虫剂有氨基甲酸酯类、有机磷酸酯类、拟除虫菊酯类杀虫剂。

（2）常用的剂型有可湿性粉剂、悬浮剂、乳剂等。

2. 具体操作方法

（1）器械准备。① 检查喷雾器或喷雾机部件是否齐全，功能是否正常，然后正确安装。背负式喷雾器装药前，检查喷雾器皮碗及摇杆转轴处是否灵活，可适当涂抹润滑油。压缩喷雾器使用前应检查安全阀的阀芯运动是否灵活，排气孔是否畅通。机动喷雾机的调压阀应确保灵活可靠。② 药箱内添加清水至正常使用允许容量，并加压至≥170千帕。试喷喷嘴雾化良好，确保喷雾器或机动喷雾机各连接处无漏液滴气或堵塞现象。③ 将喷嘴放入广口的计量容器（≥2升）内，在无泄漏的情况下，准确持续喷雾1分钟，计量喷头喷洒量，并做好记录。重复试验3次以上，求其平均数作为该喷雾器或喷雾机喷头的喷洒量。

（2）喷洒准备。① 测量出拟处理物体表面的总面积，并划出3块相同面积的拟处理面，然后按药箱内压力≥170千帕，喷雾至物体表面挂流，准确计时，计算物体表面的吸水量。② 根据拟处理物体表面总面积与其单位面积的吸水量，计算药液总需求量。③ 根据计算结果用定量清水与定量杀虫剂充分混匀配制药液，且药液应现配现用；非水溶性的杀虫剂应使用单独的配药桶配制。

注意事项：喷洒的药液量会随着喷洒表面吸水情况不同而变化，一般为每平方米10～40毫升。

不吸收的表面，如玻璃、瓷砖等，要提高药物浓度，减少喷洒剂量，一般每平方米10～20毫升；半吸收表面，如水泥、灰面，一般为每平方米20～40毫升；吸收的表面，如土墙面，要降低药物浓度，增大喷洒剂量，一般每平方米40毫升以上。

（3）喷洒技术。① 墙面喷洒：喷雾器或喷雾机按使用说明要求加压，并在喷洒过程中间断性泵气以保持桶内压力。喷洒时采用扇形雾喷嘴，喷头离墙面45厘米，每喷幅间应有5厘米重叠。先从顶到地面用一个向下的动作完成一幅喷洒，向旁边迈出一步后再由地面喷到顶完成第二幅，之后向同方向移动，如此反复，直至完成靶物体表面喷洒。向墙的顶端喷洒时，身体要向前倾斜，当喷嘴向下移动时身体要回到原位。② 天花板喷洒：使用压缩喷雾器，采用扇形雾喷嘴，根据屋顶的高度调节喷柄长度，喷洒者使喷嘴与天花板表面保持45厘米距离。选定一侧墙面的天花板为起始面，由该天花板邻墙面处开始喷洒，至相对终端结束，向未喷洒方向跨步，并完成下一幅喷洒，每相邻喷幅间应有5厘米重叠。如此反复，直至完成整个天花板表面的喷洒。③ 孔洞、缝隙喷洒：使用压缩喷雾器，采用单束喷嘴，直接向孔洞、缝隙喷洒至药液湿润而不外溢。喷洒自上而下，同向移动，直至完成靶物体表面喷洒。孔洞、缝隙喷洒用于防制爬行病媒生物时，应在完成平面滞留喷洒之后进行。

二、空间喷雾

通过杀虫器械使液体杀虫剂形成微小的雾粒散布于一定空间，雾粒直径小于50微米，杀虫剂雾粒直接接触害虫体表，将害虫杀死。适用于室内和室外的病媒生物防制。对于室内病媒昆虫的控制，通常采用手提式热烟雾机、手提式超低容量喷雾器和背负式超低容量喷雾器；对于室外病媒昆虫的控制，通常采用背负或车载式超低容量喷雾器，室外茂密的树林、竹林、草丛等场所适宜用热烟雾。

1. 空间喷雾常用杀虫剂及剂型

（1）常用于超低容量喷雾的杀虫剂有氯菊·四氟醚水乳剂、列喜镇水乳剂、速灭灵水乳剂和氯菊烯丙菊水乳剂等。

（2）超低容量喷雾选用的剂型有水乳剂、乳油或超低容量制剂等；热烟雾常用剂型有油剂、热烟雾剂等。

2. 背负超低容量喷雾或手提热烟雾机喷雾要点

（1）根据防制对象不同选择合适的杀虫剂和适宜的粒径；根据单位体积使用有效剂量、喷雾流量和处理空间的体积，计算出喷雾时间；根据单位面积使用有效剂量、喷雾流量和喷幅，计算喷雾移动速度。

（2）喷雾时间尽量与病媒生物活动高峰期保持一致，不同病媒种类处理的时间不同。

（3）启动喷雾器，根据计算的喷雾移动速度，从下风向开始顺着风向喷雾。

（4）在风速<4米/秒（约15千米/时）时均可进行喷雾处理，静风条件下处理效果最佳。

（5）处理住家室内，从前门或窗户喷入热烟雾，处理过程中应打开卧室的门，处理后应关闭房间门窗。

（6）处理住家外环境时，直接对媒介生物可能的栖息场所进行喷雾。

（7）注意喷药前对居民进行提示，将可能污染到的食物、宠物和观赏鱼类等进行妥善处置。

3. 车载超低容量喷雾机或热烟雾机进行空间喷雾

首先确定需要处理的区域大小以及景观类型，如住宅、街道、草坪或灌木等，提前熟悉处理区域的道路。然后根据防制对象种类以及密度选择合适的杀虫剂。再根据处理面积的大小、杀虫剂的有效剂量以及喷雾器的喷辐和行车速度（一般为10～12千米每小时），计算出喷雾过程中的流量。喷雾前先对居民进行提示，将可能污染到的食物、宠物和观赏鱼类等转移至安全区域，将处理区建筑物和房屋的门窗都打开。操作者做好个人防护，发动机器按照预先设定好的行车速度和喷雾器流量，开始喷雾。喷雾角度应与水平面保持45°的仰角，自下风向开始喷洒，车行方向与风向垂直，沿住宅区道路驾驶车辆进行喷雾。注意在风速超过15千米/时或者下雨时要停止作业。

第四章　病媒生物监测与综合防制

第一节　蚊虫监测与综合防制

一、成蚊监测技术

（一）诱蚊灯法

1. 适用范围

适用于动物厩舍和人房内按蚊属、库蚊属等成蚊的监测。

2. 器具、试剂

诱蚊灯和乙醚等。

3. 操作步骤

选择正在使用的动物厩舍和有人居住的人房作为室内监测点，诱蚊灯光源离地1.5米。日落前1小时接通电源，开启诱蚊灯诱捕蚊虫，直至次日日出后1小时，或根据监测目的决定诱集时间。密闭收集器后，再关闭电源。对蚊虫进行收集、分类和计数。及时记录监测期间的温度、湿度和风速。

4. 密度计算

按式4-1-1计算蚊虫密度。

$$D=\frac{N_{\mathrm{m}}}{N_{\mathrm{n}} \cdot T}$$

（4-1-1）

式中：D——蚊虫密度，单位为只/（台·夜）或只/（台·时）；

　　　N_{m}——雌蚊数量，单位为只；

　　　N_{n}——灯的数量，单位为台；

T——诱蚊时间，单位为时或夜。

（二）CO₂诱蚊灯法

1. 适用范围

适用于按蚊属、库蚊属等成蚊的监测。

2. 器具、试剂

诱蚊灯、二氧化碳气瓶或二氧化碳发生器或干冰等。

3. 操作步骤

选择远离干扰光源和避风的场所作为挂灯点，两灯之间相距50米布放，诱蚊灯光源离地1.5米。日落前1小时接通电源，开启诱蚊灯诱捕蚊虫，直至次日日出后1小时，或根据监测目的决定诱集时间。控制二氧化碳的释放流量为100～500毫升/分。密闭收集器后，关闭电源。对蚊虫进行收集、分类和计数。及时记录监测期间温度、湿度和风速。

4. 密度计算

按式（4-1-1）计算蚊虫密度。

（三）BG-Trap法

1. 适用范围

适用于成蚊的密度监测，主要适合于白纹伊蚊与埃及伊蚊的监测。

2. 器具、试剂

BG-Trap、BG-Lure、二氧化碳气瓶或二氧化碳发生器等。

3. 操作步骤

在植被茂密、蚊虫幼虫易滋生的场所及附近，选择不受阳光直射、降雨、风吹影响的位置，直接BG-Trap放置于地面上。一般BG-Trap之间间隔40～50米，以避免相互影响。每次监测一般连续布放3～4天。布放时，可以根据监测目的增加放置BG-Lure、二氧化碳气瓶或二氧化碳发生器的数量，或其他监测需要的引诱剂。蚊虫收集袋每日进行回收与更换，对蚊虫进行收集、分类和计数。及时记录监测期间的温度、湿度和风速。

4. 密度计算

按式（4-1-2）计算成蚊诱捕密度。

$$D=\frac{N_{m}}{N_{g} \cdot T} \qquad\qquad （4-1-2）$$

式中：D——成蚊诱捕密度，单位为只/（个·天）；

N_m——雌蚊虫数量，单位为只；

N_g——BG-Trap的数量，单位为个；

T——诱蚊时间，单位为天。

（四）人诱停落法

1. 适用范围

适用于嗜人血成蚊的监测。

2. 器具

计数器、手电筒、电动吸蚊器等。

3. 操作步骤

选择当地蚊虫刺叮高峰期，监测者暴露一侧小腿，静止不动，用电动吸蚊器捕获停落的蚊虫，也可用手拍死蚊虫，记录30分钟内捕获或拍死的蚊虫数量，或根据监测目的设定时间。对蚊虫进行收集、分类和计数，并记录诱蚊开始与结束的时间、地点，及时记录监测期间的温度、湿度和风速。

4. 蚊虫密度计算

用停落指数表示蚊虫密度，停落指数按式（4-1-3）计算。

$$I = \frac{N_m}{N_f \cdot T} \qquad\qquad （4-1-3）$$

式中：I——停落指数，单位为只/（人·次）或只/（人·分）；

N_m——停落雌蚊数量，单位为只；

N_f——诱蚊的人数，单位为人；

T——诱蚊次数或诱蚊时间，单位为次或分。

（五）手持式蚊虫采样器法

1. 适用范围

适用于飞行中成蚊的监测。

2. 器具、试剂

手持式蚊虫采样器、乙醚等。

3. 操作步骤

选择蚊虫活动高峰时间，监测者手持蚊虫采样器，做好物理防护，捕捉监测者身体周边的蚊虫30分钟，或根据监测目的设定时间。然后对蚊虫进行收集、分类和计数。及时记录监测期间的温度、湿度和风速。

4.密度计算

按式（4-1-4）计算蚊虫密度。

$$D=\frac{N_\mathrm{m}}{N_\mathrm{n}}$$

（4-1-4）

式中：D——蚊虫密度，单位为只/网；

N_m——雌蚊数量，单位为只；

N_n——手持式蚊虫采样器集蚊网的数量，单位为网。

（六）双层叠帐法

1.适用范围

适用于媒介蚊虫成蚊的监测，尤其适用于蚊媒疾病暴发的区域媒介蚊虫成蚊的监测。

2.器具、试剂

双层叠帐、计数器、手电筒、电动吸蚊器或手持式蚊虫采样器、乙醚等。

3.操作步骤

选择避风遮阴处放置蚊帐，选择当地媒介蚊虫成蚊活动高峰时段进行监测。监测时，一人作为诱集者坐或站立于封闭的内蚊帐中，暴露两条小腿，另一人作为收集者，做好个人物理防护后，在双层帐间隔空间内利用电动吸蚊器或手持式蚊虫采样器收集蚊虫。监测每次持续30分钟，对蚊虫进行收集、分类和计数。

4.蚊虫密度计算

用帐诱指数代表蚊虫密度，帐诱指数按式（4-1-5）计算。

$$D=\frac{N_\mathrm{m}}{N_\mathrm{n}\cdot T}$$

（4-1-5）

式中：D——帐诱指数，单位为只/（顶·时）；

N_m——雌性蚊虫数量，单位为只；

N_n——蚊帐数，单位为顶；

T——诱蚊时间，单位为时。

二、幼虫监测技术

（一）勺捕法

1.适用范围

适用于大中型水体的蚊虫幼虫（蛹）的监测。

2.器具

长吸管、小滴管、采样管、容量为500毫升的标准水勺等。

3.操作步骤

沿着大中型水体岸边，每隔10米选择一个采样点，用水勺迅速从水体中舀起一勺水，吸出幼虫（蛹）并放入已编号的采样管中，对蚊虫进行收集、分类和计数，并记录日期、场所。

4.密度计算

（1）采样勺指数：

$$I=\frac{N_p}{N_t}\qquad（4-1-6）$$

式中：I——幼虫（蛹）采样勺指数；

N_p——阳性勺数，单位为勺；

N_t——采集总勺数，单位为勺。

（2）勺舀指数：

用勺舀指数代表蚊幼虫密度。

$$I=\frac{N_c}{N_p}\qquad（4-1-7）$$

式中：I——幼虫（蛹）勺舀指数，单位为条/勺；

N_c——采集所得的蚊幼虫（蛹）总数，单位为条；

N_p——阳性勺数，单位为勺。

（二）路径法

1.适用范围

适用于室内外小型积水中蚊虫幼虫（蛹）的监测。

2.器具

计步器、手电筒。

3.操作步骤

依监测人的步幅设定好计步参数，随身携带计步器等，沿寻找小型积水的路线，以均匀步伐前进，检查沿途可能存在的幼虫（蛹）容器与小型积水，及时记录发现的幼虫（蛹）阳性容器数和小型积水处数，结束后记录路径长度。

4.密度计算

用路径指数代表室内外小型积水蚊幼虫密度，路径指数计算公式如下。

$$I=\frac{N_p}{N_k}\qquad（4-1-8）$$

式中：I——路径指数，单位为处/千米；

N_p——阳性容器数和阳性小型积水处数，单位为处；

N_k——监测行走距离，单位为千米。

当监测不区分蚊种时称为路径指数，当监测对象为白纹伊蚊和/或埃及伊蚊时称为伊蚊路径指数。

（三）诱蚊诱卵器法

1.适用范围

主要适用于白纹伊蚊和埃及伊蚊成蚊、蚊卵的监测。

2.器具

诱蚊诱卵器、白色滤纸、冰包。

3.操作步骤

在监测区域的绿化带、草丛、树荫等蚊虫栖息地，将诱蚊诱卵器放置在光线较强的阴凉地面或离地不超过1米高的位置，间隔50～100米放置1个诱蚊诱卵器，连续放置4天，第4天检查、收集诱到的成蚊及蚊卵，记录伊蚊成蚊和/或伊蚊卵阳性的诱蚊诱卵器数量和成蚊数。同时记录监测期间的平均气温和降雨情况。

4.密度计算

（1）诱蚊诱卵指数：

用诱蚊诱卵指数代表白纹伊蚊、埃及伊蚊成蚊、蚊卵密度，诱蚊诱卵指数计算公式如下：

$$I=\frac{N_u}{N_e} \tag{4-1-9}$$

式中：I——诱蚊诱卵指数；

N_u——布放回收的诱蚊诱卵器中伊蚊成蚊和/或伊蚊卵阳性的诱蚊诱卵器数量，单位为个；

N_e——布放后回收的有效诱蚊诱卵器数量，单位为个。

（2）诱蚊密度指数：

诱蚊密度指数计算公式如下。

$$I=\frac{N_m}{N_u} \tag{4-1-10}$$

式中：I——诱蚊密度指数；

N_m——回收的诱蚊诱卵器捕获伊蚊数量，单位为只；

N_u——回收的诱蚊诱卵器中伊蚊成蚊阳性的诱蚊诱卵器数量，单位为个。

（3）诱卵指数：

诱卵指数计算公式如下：

$$I=\frac{N_\mathrm{p}}{N_\mathrm{e}}$$ （4-1-11）

式中：I——诱卵指数；

N_p——布放回收的诱蚊诱卵器中产卵阳性的诱蚊诱卵器的数量，单位为个；

N_e——布放并回收的诱蚊诱卵器的数量，单位为个。

三、登革热媒介伊蚊应急监测

（一）幼虫密度监测

按照《病媒生物密度监测方法　蚊虫》（GB/T 23797—2020）的要求，幼虫（蛹）采用幼虫吸管法和路径法监测，计算布雷图指数和路径指数，监测要求如下：

（1）幼虫吸管法：按照随机抽样的原则，调查不少于100户。收集阳性容器中的蚊幼进行种类鉴定，填写登革热媒介伊蚊幼虫密度监测记录表——幼虫吸管法（表4-1-1）。

（2）路径法：监测2 000～3 000米外环境路径，检查沿途可能存在的幼虫（蛹）容器与小型积水，及时记录发现的幼虫（蛹）阳性容器数和小型积水数，填写登革热媒介伊蚊幼虫密度监测记录表——路径法（表4-1-2）。

登革热疫情发生2天内，核心区进行1次布雷图指数和路径指数监测，随后每3天重复一次；警戒区每周监测1次；监控区每2周监测1次。

（二）成蚊密度监测

按照GB/T 23797—2020的要求，成蚊采用诱蚊诱卵器法和双层叠帐法，要求如下：

（1）诱蚊诱卵器法：每3～5户或每50～100米距离布放一个诱蚊诱卵器，主要布放于家庭环境的庭院、阳台、天台的花草树荫下，或室外环境的树木、花草、灌木篱笆或灌木丛下。连续布放4天，第4天收集诱到的成蚊及蚊卵，并分类鉴定，填写登革热媒介伊蚊成虫密度监测记录表——诱蚊诱卵器法（表4-1-3）。

（2）双层叠帐法：选择避风遮阴处放置蚊帐，选择当地媒介伊蚊成蚊活动高峰时段进行监测。监测时，一人作为诱集者坐或站立于封闭的内蚊帐中，暴露两条小腿；另一人作为收集者，做好个人物理防护后，在双层账间隔空间内利用电动吸蚊器或手持式蚊虫采样器收集蚊虫。监测每次持续30分钟，对蚊虫进行收集、分类和计数，填写登革热媒介伊蚊成虫密度监测记录表——双层叠帐法（表4-1-4）。

核心区每周监测1次。警戒区和监控区每2周监测1次。

四、蚊虫综合防制技术

（一）健康宣传

1.宣传内容

（1）法律法规中相关蚊媒传染病内容。

（2）蚊虫滋生、栖息环境，蚊虫的危害。

（3）蚊虫预防控制技术。

（4）倡导建立健康、卫生文明的生活方式，做好卫生防护，减少蚊与人的接触。

2.宣传形式

（1）开设报纸、微信、微博和电视等专栏、专版及电视专题讲座进行宣传教育。

（2）制作宣传折页、传单、海报等，利用一切渠道进行发放，宣传到人。

（3）利用机关、企事业单位，街道及窗口单位的宣传栏、科普画栏、板报等多种形式进行宣传。

（4）开通热线咨询电话为社会人群答疑。

（5）在医院、学校等重点人群中开展健康教育与培训活动。

（二）环境治理

1.环境改造

（1）封。封盖水缸、水池等盛水容器，覆盖污水沟，水封下水道入水口或安装防蚊防鼠装置，密封垃圾容器、粪池，封抹缝隙。

（2）清。清除垃圾，日产日清。逐步实行垃圾分类收集，达到资源利用和垃圾减量化。

（3）填。填平洼坑、废弃的水塘、水沟、竹洞、树洞和石穴等。

（4）疏。疏通沟渠，梳理岸边淤泥和杂草。

（5）排。排清积水。

2.环境处理

（1）控制水生和陆生植物。控制江、河水生植被和岸边杂草，减少蚊虫滋生。

（2）冲刷河道。每周定期开水闸冲刷河道，清除蚊虫滋生地。

（3）定期清洗家庭水缸与养花容器。每5～7天清洗水缸和花瓶。

（4）定期清洗家禽和家畜饲养环境。每天清洗家禽和家畜饲养环境，保持整洁，预防病媒生物滋生。

（5）安装预防蚊虫侵入的设施。为预防蚊虫侵入室内造成危害或骚扰，应在蚊虫侵入途径中选择适当的场所安装防蚊设施。

（三）物理防制

物理防制是食品生产和家庭环境防制蚊虫的首选方法，应以安全、有效、环境友好和使用方便为原则。所用的器械应按照产品使用说明书使用，且该说明书所提及的功能及安全性应通过具有相应资质的省级检测机构验证。

（1）拍打：适于在相对封闭环境内杀灭蚊虫个体。

（2）光电诱杀：适于在相对封闭环境内杀灭蚊虫。

（3）诱捕：适于在相对封闭环境内且蚊虫密度较低时防制蚊虫。

（四）生物防制

生物防制一般是外环境蚊虫防制的首选方法，应坚持基于生态学、生物学和社会经济学为基础的防制原则，与蚊虫栖息环境相适应，选择合适的生物制剂。

（1）自然天敌，如食蚊鱼类、家鱼等杀灭蚊虫。

（2）细菌性杀虫剂，最主要的是球形芽孢杆菌和苏云金杆菌以色列变种杀灭蚊虫。

（五）化学防制

化学防制是快速防控蚊虫、有效降低蚊虫密度的首选方法。应以蚊虫对杀虫剂的敏感性和抗药性调查为基础，科学选择化学药物与施药方法。所用的杀虫剂应具有国家规定的有效证件，并严格按照产品使用说明书使用，该说明书所提及的功能应通过具有相应资质的省级检测机构验证。

（1）卫生杀虫剂：有机氯类、有机磷类、氨基甲酸酯类、拟除虫菊酯类、昆虫生长调节剂类、有机氟类、新烟碱类和吡唑类杀虫剂等。

（2）施药方式：包括空间喷雾、滞留喷洒、投放毒饵、撒布粉剂和烟熏等。

五、登革热媒介伊蚊控制指南

（一）应急控制启动条件

（1）有登革热病例出现，并且发生登革热病例的核心区布雷图指数或诱蚊诱卵指数≥5，警戒区≥10。

（2）当布雷图指数或诱蚊诱卵器指数＞20时，提示登革热暴发风险高。

（二）社会动员，开展爱国卫生运动

（1）按照政府组织、属地管理、部门协作、全民参与的方针组织清除媒介伊蚊滋生地和控制成蚊。

（2）通过各种宣传渠道，例如印制登革热媒介卫生知识宣传册、宣传海报，利用手机短信、报纸、电台、电视台、互联网等媒体向群众宣传关于防蚊灭蚊的知识和方

法，动员群众参与防蚊灭蚊。

（三）防蚊措施

1.个人防护

登革热疫区的居民和工作人员应做好个人防护，如穿长袖衣裤，使用蚊虫驱避剂，按照产品说明上的使用剂量、频次涂抹于皮肤外露的部位，或在衣服上喷洒，避免被蚊虫叮咬。

2.医院和家庭防护

登革热发生地区的医院病房应安装纱门纱窗等防蚊设施。

家庭提倡使用蚊帐、安装纱门纱窗等防蚊措施；可使用蚊香、气雾剂等家用卫生杀虫剂进行防蚊、灭蚊。

（四）蚊虫滋生地处理

组织发动相关部门和群众，在专业人员技术指导下，清除各类蚊虫滋生地。

1.滋生地主要类型和种类

家庭、单位、学校主要滋生地有饮水缸、储水池或缸、花瓶、花盆等有用的功能性积水容器，闲置的瓶、罐、缸等无用积水容器，以及竹筒、树洞、汽车轮胎、楼房反槽及雨水沟、地下室集水井等。

外环境主要滋生地有绿化带的塑料薄膜、废弃易拉罐、饭盒、塑料杯积水容器等，闲置或废弃的瓶、罐、缸等无用积水容器，以及废弃的汽车轮胎、市政管网的管井、竹筒、树洞、植物叶腋等。

2.滋生地处理方法

（1）翻盆倒罐，清除闲置无用积水。清除废弃的容器，暂时闲置未用的容器应当逐一翻转倒放。

（2）清除卫生死角和垃圾。清除绿化带和卫生死角的塑料薄膜、一次性塑料容器。

（3）管理饮用水或功能性容器积水。饮用水容器或功能性容器积水要求严密加盖，每5～7天换水1次，不能定期换水的可放养食蚊鱼等。

（4）种养水生植物的花瓶，每5～7天换水1次，冲洗植物根部，彻底洗刷容器内壁；大型莲花缸、池，可放养食蚊鱼等。

（5）竹筒、树洞的治理。公园、学校、园林景点的竹筒、树洞要用灰沙等堵塞，或对留根的竹筒采用"十"字砍刀法，使其有裂缝不再积水。

（6）废弃轮胎的治理。废弃轮胎要叠放整齐并存放在室内或避雨的场所，如要堆放在室外，要用防雨布严密遮盖，不积雨水。如不能有效遮盖，须对废弃轮胎进行打孔处理，防止积水。对于不能清除积水的轮胎，可使用双硫磷等灭蚊蚴剂处理。

（7）对于其他不能清除的积水，例如密闭市政管网的管道井、地下室或地下车库的集水井、建筑工地积水等，采取投放长效灭蚊蚴剂，控制蚊虫滋生。在使用过程中，记录灭蚊蚴剂的使用场所、使用剂量、处理前后的蚊幼密度，评价灭蚊效果。

（五）成蚊杀灭

1. 成蚊杀灭的一般原则

（1）选择国家正式登记的卫生杀虫剂等快速杀灭成蚊。

（2）室外成蚊杀灭以超低容量喷雾为主要措施，配合对蚊虫栖息地（牲畜棚、绿化带等）的滞留喷洒。

（3）室内成蚊杀灭以滞留喷洒为主要措施，重点场所在滞留喷洒的同时还需要进行超低容量喷雾。

（4）处理应从警戒区到核心区，由外到内按次序处理。

2. 超低容量喷雾

当发生登革热疫情时，在核心区和警戒区的室内外使用超低容量喷雾机进行成蚊速杀。

（1）超低容量喷雾机的选择。超低容量喷雾机应包括车载超低容量喷雾机、便携式超低容量喷雾机、烟雾机。其中超低容量喷雾机要求其雾滴体积中值直径（VMD）大于5微米，小于20微米。喷雾器械的选择与环境相匹配。车载超低容量喷雾机适合外环境大范围成蚊速杀；便携式超低容量喷雾机适合室内蚊虫速杀，以及室外车辆进不去地方的成蚊速杀，是车载超低容量喷雾机的补充；烟雾机穿透力强，适合树林、竹林、灌木丛等植物比较密集的地方蚊虫速杀。

（2）超低容量喷雾杀虫剂的剂型。超低容量喷雾选择的杀虫剂剂型要与器械相匹配，应选用水乳剂（EW）、乳油（EC）或超低容量制剂（UL）进行喷雾。可湿性粉剂（WP）、悬浮剂（SC）、微囊剂（CS）和水分散颗粒剂（WG）制剂不适合超低容量喷雾。

（3）超低容量喷雾杀虫剂的使用参数。超低容量喷雾须按照制造商推荐的稀释倍数和有效成分使用量进行喷洒。

（4）超低容量喷雾时间。超低容量喷雾的最佳时间是午后近黄昏时段，这时是蚊虫的活跃期，气象条件一般适合进行超低容量喷雾。

（5）超低容量喷雾要求的气象条件。超低容量喷雾要求风速为1~4米/秒；当风速超过4米/秒时，不应进行室外超低容量喷雾。超低容量喷雾时要求地面气流很小，或气流没有垂直运动，或只是接近地表的气流有些流动。

（6）超低容量喷雾设备的校准、维护和维修。超低容量喷雾设备需要定期校准、维护和维修，专人负责，做到使用和维护的责权利统一。车载超低容量喷雾机通常是运转25小时以后或在任何大的维护时或超过1个月未使用时须进行喷雾的雾滴大小测量，并进行设备校准。

（7）处理频率和效果评价。超低容量喷雾的处理频率，要根据控制效果调整喷药频率。一般情况下，开始每2～3天处理1次，连续处理3～5次，此后根据蚊密度监测结果和疫情进展情况选择超低容量喷雾频次。超低容量喷雾前后，采用GB/T 23797—2020中的帐诱法或诱蚊灯法进行蚊密度调查，评价控制效果。控制效果评价标准：成蚊密度下降的评价界点为80%。当密度下降率＜80%时，说明处理效果不明显，需要加大处理频次或调整使用的杀虫剂类型。

3. 滞留喷洒

当发生登革热疫情时，应对核心区以及医院等重点场所进行滞留喷洒。

（1）喷洒重点部位。在核心区范围内重要的蚊虫滋生栖息场所，如周围绿化带、阴凉场所，公共场所卫生状况差的绿化带、社区卫生死角，以及收治病人医院病房的纱门、纱窗及周围环境等进行重点滞留喷洒。

（2）滞留喷洒的喷雾器。选择压缩喷雾器、机动泵式喷雾机、背负式手动喷雾器或踏板式喷雾器，可根据拟处理面积的大小或高度选择单用或兼用。

（3）杀虫药剂的选择原则。选择高效、低毒、环境友好、靶标病媒生物敏感的杀虫剂。应根据靶物体表面性质选择杀虫剂剂型：吸收表面，如灰质面、水泥面等可选用可湿性粉剂；半吸收表面，如漆面、木质面、壁纸面等可选用悬浮剂；不吸收表面，如硅酸盐玻璃面、大理石面等或某些特定场所可选择乳油、微乳剂等。可用于滞留喷洒的常用杀虫剂，按照厂家说明剂量使用。

（4）器械准备。喷雾器或喷雾机部件应齐全，功能正常，安装正确；药箱内添加清水至正常使用允许容量，并加压到工作压力，试喷喷嘴是否雾化良好，且各连接处应无漏气漏液，喷嘴和开关阀门无滴水或堵塞；将喷嘴放入广口的计量容器（≥2升）内，在无泄漏的情况下，准确持续喷雾1分钟，计量喷头喷量，并记录。试验重复3次以上，求其平均数作为该喷雾器或喷雾机喷头的喷量。

（5）喷洒方法。根据拟处理靶物体表面性质，按额定压力，喷雾至挂流，并准确计时，计算靶物体表面的吸水量。喷洒速度达到应用剂量，并与靶物体表面吸水量相匹配为宜。

（6）处理频率和效果评价。滞留喷洒可根据不同药物的性质确定处理频率。长效杀虫剂可1～3个月处理一次。完成滞留喷洒工作后，每间隔一段时间采用GB/T 23797—2020中的栖息蚊虫捕捉法进行控制效果调查，以评价控制效果。控制效果评价标准：密度下降率的评价界点为70%。当密度下降率＜70%时，说明处理效果不明显，需调整使用的杀虫剂类型再次处理。

4. 注意事项

（1）应事先告知居民杀虫剂的作用和保护效果，并按要求及时撤离工作区域。将食物覆盖，移走宠物和观赏鱼类等。移动、覆盖或搬出家具，便于墙面喷药。施药结束应清洗施药器械，妥善保管。

（2）操作者戴宽沿帽、橡胶手套、防护镜和防护面具，着长袖工作服，穿胶靴。

（3）工作时间不抽烟、喝水、吃东西；药液溅到皮肤上时，应立即用肥皂或皮肤清洁剂和清水清洗被污染的皮肤。

（4）工作结束后，用肥皂或其他洗涤用品、清水清洗暴露皮肤和防护服装。

（5）配药或施药时，须用工具搅拌，严禁用手接触。修理工具时，不许用嘴吹喷雾器的喷头。

（6）施药人员每天实际操作时间不宜超过6小时。施药时，如出现头痛、头昏、恶心或呕吐等症状，应立即离开现场，脱掉工作服，洗手、洗脸、漱口，在阴凉通风场所休息，必要时送医院诊治。

5. 其他杀灭成蚊方法

在核心区、警戒区以及特殊场所可以使用杀虫剂处理门帘、纱窗等防蚊灭蚊。在室内外可以选择灭蚊灯等物理方式杀灭成蚊。

（六）控制目标

控制目标为布雷图指数或诱蚊诱卵指数小于5。如果25天内无新发病例，并且布雷图指数或诱蚊诱卵指数在5以下，可结束本次应急处理工作。

表4-1-1 登革热媒介伊蚊幼虫密度监测记录表——幼虫吸管法

调查时间：_____ 年 _____ 月 _____ 日 晴□ 阴□ 雨□ 气温：_____ ℃，相对湿度：_____ %

调查地点：_____ 省（自治区、直辖市）_____ 市_____ 县（区）_____ 乡镇（街道）_____ 村（居委会）

街道或村的地理位置：_____ 经度、纬度_____

检查地点 门牌号	盆景、水生植物		储水池、缸、盆		闲置容器（碗、瓶、缸、罐）		明渠、反梁、水池、集水井		假山、竹头、树洞、石穴		废旧轮胎		绿化带小积水		其他水体	
	积水数	阳性数	积水数	阳性数	积水数	阳性数	积水数	阳性数	积水数	阳性数	积水数	阳性数	积水数	阳性数	积水数	阳性数
合计																
布雷图指数（BI）[a]																

监测人： 审核人： 监测负责人：

[a]布雷图指数（BI）=（阳性数之和/检查的居民数之和）×100。

表4-1-2 登革热媒介伊蚊幼虫密度监测记录表——路径法

调查时间：_____年_____月_____日 晴□ 阴□ 雨□ 气温：_____℃，相对湿度：_____%

调查地点：_____省（自治区、直辖市）_____市_____县（区）_____乡镇（街道）_____村（居委会）

街道或村的地理位置：_____经度，_____纬度

路径距离/千米	盆景、水生植物		储水池、缸、盆		闲置容器（碗、瓶、缸、罐）		明渠、反梁、水池、集水井		假山、竹头、树洞、石穴		废旧轮胎		绿化带小积水		其他水体	
	积水数	阳性数	积水数	阳性数	积水数	阳性数	积水数	阳性数	积水数	阳性数	积水数	阳性数	积水数	阳性数	积水数	阳性数
合计																

路径指数（RI）[a]

监测人：　　　　　　审核人：　　　　　　监测负责人：

[a] 路径指数（RI）=阳性数之和/路径距离之和。

表4-1-3 登革热媒介伊蚊成虫密度监测记录表——诱蚊诱卵器法

布放时间：_____年_____月_____日 晴□ 阴□ 雨□ 气温：_____℃，相对湿度：_____%

回收时间：_____年_____月_____日 晴□ 阴□ 雨□ 气温：_____℃，相对湿度：_____%

调查地点：_____省（自治区、直辖市）_____市_____县（区）_____乡镇（街道）_____村（居委会）

街道或村的地理位置：_____经度，纬度_____

编号	布放地点	是否有效回收[a]	诱蚊诱卵器阳性[b]	成蚊数量	是否卵阳性
合计					
诱蚊诱卵指数（MOI）[c]					

监测人：　　　　　　审核人：　　　　　　监测负责人：

[a] 是否有效回收：回收时诱蚊诱卵器外观完好，正确摆放并且水位纸片均符合规定要求，为有效回收。

[b] 诱蚊诱卵器阳性：回收的诱蚊诱卵器中有诱蚊成蚊或蚊卵，为阳性。

[c] 诱蚊诱卵指数（MOI）=（诱蚊诱卵器阳性数之和/有效回收数之和）×100。

表4-1-4 登革热媒介伊蚊成虫密度监测记录表——双层叠帐法

调查时间: ____ 年 ____ 月 ____ 日 晴□ 阴□ 雨□ 气温: ____ ℃, 相对湿度: ____ %

调查地点: ____ 省(自治区、直辖市) ____ 市 ____ 县(区) ____ 乡镇(街道) ____ 村(居委会)

街道或村的地理位置: ____ 经度、纬度 ____

地点	环境类型	起始时间	结束时间	白纹伊蚊数	埃及伊蚊数	诱集者	收集者	帐诱指数

监测人: ____　　　　审核人: ____　　　　监测负责人: ____

第二节　蝇类监测与综合防制

一、蝇监测技术

1. 笼诱法

笼诱法是指通过放置捕蝇笼监测蝇类。根据当地主要蝇类发生规律，确定常年的监测时间。一般为当地气象入春月份启动监测，入冬月份停止监测，每月中旬监测一次，遇雨天顺延。对于农贸市场监测环境内的捕蝇笼，为避免农副产品对蝇类的引诱干扰，可将捕蝇笼设置在距离农贸集市50～100米的绿地内。基本诱饵为红糖（50克）、食醋（陈醋）饵（50克）+50毫升水。于第一天9：00前（各地可根据当地作息情况适当调整）布放，次日9：00左右收回。收笼后，用乙醚或氯仿杀死后分类，统计各蝇种的数量。记录监测当天的天气情况（气温、湿度、风力）。在全国没有实施统一商品诱饵前，可以根据当地的实际情况选择诱饵用于笼诱法监测，但是该诱饵需与基本诱饵进行一个监测周期的同步监测，获得相关性及对应比值后方可采用，并在第二年上报监测结果时报告监测值及折算标准诱饵监测值。

2. 目测法

目测法一般在每年蝇类活动的高峰季节开展，在上半年和下半年各检查一次。检查餐饮店、商场、超市、机关、企业单位、饭店宾馆、农贸市场、医院、建筑拆迁工地、机场或车站室内成蝇、防蝇设施，检查室内外蝇类滋生物；检查室外垃圾容器、垃圾中转站、外环境散在滋生地、公共厕所的蝇类滋生物。

根据《病媒生物密度控制水平　蝇类》（GB/T 27772—2011）要求，生产销售直接入口食品的场所不得有蝇，因此厨房、熟食间、非包装即食食品橱柜应设置防蝇设施如纱门、纱窗、门帘、风帘（风幕机）、纱罩，一个整体空间为一个应设置防蝇设施空间，有一处不合格即为该间防蝇设施不合格；其他场所则根据A、B、C级标准允许有一定比例的房间有蝇，但每个房间蝇数不得超过3只。检查时以实际检查区域面积除以15平方米标准间折算检查标准间数，以查见总蝇数除以3折算阳性标准间数。为保证房间阳性率和密度在C级标准之上，鼓励各类单位设置防蝇设施。

蝇类监测记录表（笼诱法）和蝇类监测记录表（目测法）见表4-2-1和表4-2-2，

蝇密度监测汇总表见表4-2-3。

二、蝇类综合防制技术

灭蝇的根本措施是搞好环境卫生，清除蝇的滋生场所。根据蝇的生态习性和季节消长规律，杀灭越冬虫态和早春第一代及秋末最后一代成蝇可收到事半功倍的效果。

1. 环境防制，根本措施

环境防制的关键在于蝇滋生场所的管理，及时清除垃圾和粪便。控制滋生场所要求做到：① 消除滋生物，使蝇类不能滋生繁殖；② 隔离滋生物，使蝇类不能接触产卵；③ 改变滋生物的性状，使之不适合蝇类滋生；④ 充分利用滋生物，化废为宝，限制蝇类滋生。

2. 物理防制，安全性高

（1）对幼虫（蛆）及蛹可进行淹、闷杀（蛆的生长需氧）、捞（捞出烫死或喂鸡鸭）、堆肥（依靠堆肥发酵产生的热及有害气体来杀死粪中的蛆及蛹）。

（2）对成蝇可进行：① 直接拍打；② 捕蝇笼诱捕；③ 粘蝇纸粘捕；④ 灭蝇灯。

3. 化学防制，快速有效

化学防制主要是利用化学药剂灭蝇。要选用证件齐全的杀虫剂，用药剂量参照说明书使用，使用过程中遵循操作规范，做好防护。常用方法包括喷洒药剂和使用毒饵。

（1）空间喷洒，是一种快速灭成蝇的方法。通常用手动喷雾器，超低容量喷雾器或市售气雾罐进行喷洒。

（2）滞留喷洒，是一种持效的灭蝇方法，主要用于食堂、厕所等重点环境。将药剂喷洒于门窗、墙面、天花板。常用菊酯类药物药性可持续1~2个月。

（3）灭蝇毒饵通常对苍蝇有较强的诱杀效果，且持效期长（2~3个月），刺激性气味小，可广泛用于室内外环境灭蝇。

三、应急监测与处理

蝇类通过机械携带或生物性传播等方式将病原体传给人。

1. 疫点和警戒区

以病人住所为中心，半径100米的范围为疫点，疫点以外半径400米的范围为警戒区。

2. 调查

（1）蝇类滋生状况调查。在实施控制前，调查疫点和警戒区内的所有蝇类滋生场所，记录滋生物的位置、数量和阳性数。

（2）成蝇密度调查。在实施控制前，检查疫点内所有房屋及疫点与警戒区室外成蝇活动的场所，确定重点控制的范围。

（3）灭蝇效果评估。① 幼虫调查，检查疫点和警戒区或活动控制区内所有蝇类滋生地（物），记录阳性数量，计算阳性率；② 成蝇调查，采用笼诱法和目测法，记录蝇密度、种类、阳性间数等。

3. **控制**

（1）空间喷洒。将药物按稀释比例稀释，在疫点及警戒区域内，超低容量喷洒按0.05～0.1毫升/米²、热烟雾喷洒按0.5～1毫升/米²进行喷洒。疫点连续处理3天，每天1次；以后每3天处理1次，直至应急程序结束。警戒区开始与疫点同步处理1次后，再根据蝇密度监测结果考虑是否再进行处理。

（2）滞留性喷洒。将杀虫剂按比例稀释后，均匀地喷洒于疫点范围内重要的蝇类滋生与栖息场所，如病家周围绿化带、社区卫生死角、牲畜棚，收治病人医院病房的纱门、纱窗，以及周围环境等。

（3）滋生地处理。在疫点和警戒区内发动群众广泛开展清理蝇类滋生地的工作。

表4-2-1 蝇类监测记录表（笼诱法）

调查时间：___年___月___日 调查地点：___省（自治区、直辖市）___地（市）___区（市）___乡镇（街道）

气温：___℃；风力：___级；天气：晴□ 多云□ 阴□ 诱饵种类：添加剂□ 监测方案规定诱饵□；其他□：___

环境类型	地点	家蝇	市蝇	丝光绿蝇	铜绿蝇	亮绿蝇	大头金蝇	伏蝇	新陆原伏蝇	巨尾阿丽蝇	红头丽蝇	厩腐蝇	夏厕蝇	元厕蝇	麻蝇科	其他	合计	备注
农贸市场																		
餐饮外环境																		
绿化带																		
居民区																		
合计																		

监测单位：___ 监测人：___ 审核人：___

表4-2-2 蝇类监测记录表（目测法）

调查时间：_____年_____月_____日

调查地点：_____省（自治区、直辖市）_____地（市）_____区（市）_____乡镇（街道）

序号	单位名称	成蝇		不得有蝇场所		防蝇设施		蝇类滋生地		备注
		检查间数	有蝇间数	查获只数	检查间数	有蝇只数	检查间数	合格间数	检查处数	阳性处数	
合计											

监测单位：_____

监测人：_____

表4-2-3 _____省/市/县 _____年 _____月蝇密度监测汇总表

	环境	布笼数	捕蝇数	蝇密度（只/笼）
笼诱法	农贸市场			
	餐饮外环境			
	绿化带			
	居民区			
	合计			

	检查类型	检查单位数	折合标准间数	阳性标准间数	室内成蝇阳性率/%	阳性间密度/（只/间）	应设防蝇设施间数	合格防蝇设施间数	防蝇设施合格率/%	检查滋生物数	阳性孳生物数	滋生物阳性率/%
目测法	室内											
	室外											
	合计											

监测单位：_____ 填表人：_____ 审核人：_____

第三节 鼠的监测与综合防制

一、鼠的监测技术

鼠类密度监测常见的方法包括夹夜法、粘鼠板法、路径法。

（一）夹夜法

1. 器具

中号钢板夹，规格：12厘米×6.5厘米。

2. 操作步骤

以生花生米、油条等为诱饵。室内按每15平方米布夹（笼）1只，超过100平方米的房间沿墙根每5米布夹（笼）1只。重点行业以室内环境为主，各种房间（厨房、库房）均应兼顾，农村居民区室内外均匀布放。室外布放在鼠类出没的地方。农田沿直线或田埂、沟渠等自然地形每5米布放1只，行间距不少于50米。每一监测生境每月布夹累计不少于200有效夹（笼）。傍晚放置，次日清晨检查记录捕获鼠的种类及数量，以捕获率表示鼠密度。

3. 密度表示

夹夜法鼠密度以每百只鼠夹捕获鼠数量，即捕获率表示鼠密度大小，计算公式如下：

$$捕获率 = \frac{捕获鼠的鼠夹数}{有效夹数} \times 100\% \qquad (4-3-1)$$

有效夹数=布夹总数−无效夹数。有效夹指处于正常布放状态的鼠夹，以及夹到鼠类或由于鼠类原因造成击发和诱饵丢失的鼠夹；无效夹是指丢失或不明原因击发的鼠夹。

（二）粘鼠板法

1. 器具

粘鼠板胶面规格：15厘米×20厘米。

2. 操作步骤

居民区室内外环境布放鼠夹有困难时，可以使用粘鼠板法。布放时将粘鼠板展开，靠墙或在鼠类经常活动、栖息的场所布放，不需要诱饵。应避免放置在阳光直射、淋水和地面潮湿的场所，并防止尘土等污物对粘鼠板的污染。每15平方米房间对角放置2张。记录经过一夜粘捕到鼠的种类和数量，以粘捕率或粘捕指数表示鼠密度。

3. 密度表示

粘捕率计算公式：

$$粘捕率=\frac{捕鼠板数}{有效粘鼠板数}×100\%$$ （4-3-2）

粘捕指数计算公式：

$$粘捕指数=\frac{捕鼠数}{有效粘鼠板数}$$ （4-3-3）

有效粘鼠板：粘到鼠或正常展开、未受损坏且未捕到鼠的粘鼠板。

（三）鼠迹法

1. 器具

手电筒、镊子、计步器。

2. 操作步骤

室内鼠密度：检查房间内鼠迹，如活鼠、鼠尸、鼠抓印、鼠粪、鼠咬痕、鼠洞、鼠道等，有1处鼠迹的房间就算鼠迹阳性房间。房间数按如下规定计算，即15平方米或不足15平方米房间算1间，大于15平方米房间按每15平方米为1间折算。以鼠迹阳性率表示鼠密度。

外环境鼠密度：沿选择的线路如公路或铁路两侧、河湖两岸或公共绿地行走，记录行走距离内发现鼠迹的处数。以路径指数表示鼠密度。

3. 密度计算

室内鼠密度的计算公式：

$$鼠迹阳性率=\frac{阳性房间数（间）}{总房间数（间）}×100\%$$ （4-3-4）

外环境鼠密度的计算公式：

$$路径指数（处/千米）=\frac{鼠迹数（处）}{检查距离（千米）}$$ （4-3-5）

二、鼠的综合防制

鼠类具有分布广、繁殖快、适应性强等特点，严重危害人类健康，其防控一直受到高度重视。鼠类通过直接啃咬、排泄污染物及体外寄生虫引起疾病的传播，其中包括细菌性疾病、病毒性疾病、立克次体病、螺旋体病和寄生虫病等，严重限制了农林畜牧渔业的发展。因此，对于鼠类的防制尤为重要。

（一）环境防制

鼠类的适应性很强，环境整治应根据其栖息场所区分对待。家栖类多栖息于住室、仓库、厨房、厕所、下水道等处及居室周边外环境。野栖类多栖息村周边、河道周边环境中。环境整治措施如下。

1. 清除鼠类滋生地，破坏鼠类生存环境

做好室内外环境卫生，清理建筑物外围长期堆放的废品和垃圾。控制周边的杂草。及时清理杂物间。

2. 控制鼠类的食物来源，断绝鼠粮

断绝鼠类获取食物的途径，生活垃圾实行垃圾袋装化，加盖桶装，定时清理，并保护贮存好食物。

3. 完善防鼠设施，将鼠挡在建筑物外

家鼠有很强的钻爬能力，褐家鼠可钻爬大于直径1.25厘米的缝隙，小家鼠可钻过直径0.6厘米的孔隙。各种防鼠设施（防鼠网、防鼠算子、防鼠门等）的间隙应根据鼠的这一特征设置。

（1）在单位食堂、配餐间、熟食间、饮食店厨房及食品加工厂等区域，以及下水地沟与地面之间的算子、墙壁与室外相通的管道孔，须设置防鼠网和下水道盖、地漏等防鼠设施，其孔洞直径均应小于0.6厘米。

（2）防鼠门：适用于厨房、库房（加工场所）。方法是在原有门的外侧下方表面（包括门框）镶30厘米高的铁皮，门和门框、门的底边与地面间隙要小于0.6厘米。

（3）防鼠板：通常设在库房的出入口。方法是用铁皮或铝板镶一块高度60厘米，宽度同安装的地方（如门）尺寸大小的板，两边做一个框或槽，以便固定防鼠板。

（4）防鼠网：酒店、饮食店、食品店、单位食堂等重点单位的库房、厨房窗户、排气扇、通气孔、排水孔等各种管口都要加装40目网眼的铁丝网，下水道排水出口处也可安装防鼠网挡板。

（5）所有的管道和电缆通过墙壁的地方都要用水泥抹平缝隙，对不能堵塞的孔洞要用铁丝网封堵。

（二）物理防制

物理防制又称器械灭鼠，即利用捕鼠器械和粘鼠板来捕捉鼠类。主要用于室内环境以及居民区内。使用器械灭鼠时要做到数量充足、有效布放（即将捕鼠器置于有效状态）。

1. 捕鼠夹

捕鼠夹必须放在比较隐蔽的地方，如墙角、鼠类经常出没的地点，若不能保证鼠夹对人和动物的安全，原则上禁用。

2. 捕鼠笼

鼠笼支好后，应轻稳地放在捕鼠地点如墙角等鼠类经常出没的地点。

3. 粘鼠板

将粘鼠板打开平放在墙角或其他有鼠出没的地方。

为避免粘鼠板被人无意踩踏，应将粘鼠板放置的具体部位告知放置粘鼠板的单位、部门和居住者，并对所有粘鼠板编号。捕鼠任务完成后，须取走全部粘鼠板。

4. 注意事项

捕鼠后的处理：许多捕鼠器在捕获鼠后，会沾上鼠血或排泄物，不能徒手接触污染部分，应采取消毒措施或焚烧妥善处理。

鼠体及附近地面上，常有鼠的体外寄生虫，注意灭虫。不能徒手触及死鼠或活鼠，应随身携带简易的取鼠工具。捕获的鼠要就地深埋或焚烧。

（三）化学防制

1. 灭鼠药物选择

建议使用抗凝血剂类慢性杀鼠药，严禁使用剧毒、急性鼠药。慢性药剂对鼠类作用慢，潜伏期多大于3天，不易产生拒食性和耐药性，灭鼠效果良好，且对环境安全，是使用最为广泛的灭鼠药剂。常见慢性杀鼠药种类有肠道阻塞药、抗凝血药、不育剂等。

肠道阻塞药，主要涉及对单宁酸强收敛作用和膨胀树脂吸水膨胀特性的应用，梗塞肠道以致死。单宁酸将鼠类食物中蛋白质凝固，使其消化不良；硫酸钡、高标号水泥以及膨润土、石膏粉等无机物使鼠类无法消化，实现灭鼠目的。实验研究表明，成分为分诺酯和硫酸钡的灭鼠剂灭鼠效果明显。

抗凝血药，利用抗凝血剂阻碍鼠凝血酶的生产，一方面使鼠血液凝固能力降低，凝血功能遭到破坏，另一方面使其毛细管管壁渗透能力增强，造成大出血。抗凝血杀鼠剂得到广泛应用，包括杀鼠迷、溴敌隆、大隆和杀它仗等，防制效果均超过80%，交替使用还可以防止抗药性的产生。

不育剂，使鼠类雄性或雌性绝育，或者阻碍胚胎着床发育，甚至阻断幼体生长，降低鼠类的生育率，控制其种群数量和密度。从理论上讲，不育剂在鼠类防制中都有使用价值，发展余地很大；但从实用效果来看，不育剂的使用仍有局限性，因为不育剂见效慢，必须等到不育个体相继自然死亡后，鼠类的种群密度才能稳定下降。主要的不育剂有α-氯代醇、棽术醇、雷公藤、YY不育剂、复方避孕药物EP-1等。

2. 投放灭鼠毒饵方法及注意事项

投饵时，投药员应戴专用手套，投放过程不能吸烟、饮食。投饵后的剩余毒饵应由专人妥善保存。

在市区，室外投放灭鼠毒饵应事先采用公告的方式，告知投饵区域的居民和单位。毒饵盒应放置在鼠洞附近或有鼠的地方，毒饵盒表面应有明显的"有毒危险品"标志。公共场所（如公园、道路、岸边等地）的投放点应设置明显的投放标志。禁止露天投放毒饵。

布放区域内应由专人巡视、管理。投放后1周内，发现被雨淋、清扫、鸟食等非鼠类消耗时应及时补充。1周后仍未被鼠盗食应及时清除。

室内投放毒饵可能导致中毒鼠类死于室内隐蔽处难以发现，产生腐败、散发恶臭等问题，非特殊情况应慎用。

酒店等饮食单位室内食品库房严禁应用鼠药灭鼠。

3. 灭鼠毒饵的管理

灭鼠毒饵必须专人专柜管理，做到进出有记录。为了保证引诱力，杀鼠毒饵不能与杀虫剂或其他有刺激的物质放在一起，以免毒饵被鼠类拒食。

灭鼠毒饵应投放在毒饵盒或鼠洞内，毒饵盒内的毒饵应由专人定期检查，一旦发现毒饵被鼠盗食应及时补充。

杀鼠毒饵属于有毒有害物质，灭鼠结束后，应及时清理现场残留的毒饵。残留毒饵不能直接当作垃圾处理，必须集中收集，按规定销毁。

4. 死鼠处理

灭鼠后发现的死鼠应及时深埋处理（深度应以不被猫狗刨出为原则）。人体不得直接接触被杀死的鼠或捕获到的鼠。

如发现大量未知原因的死鼠应立即报告当地有关部门，由专业人员处理。

5. 灭鼠剂中毒应急抢救措施

抢救灭鼠剂中毒人员通常分三步进行：

（1）送医院查清发病原因，同时采用催吐等措施尽快排出未被吸收的毒药。

（2）使用有效解毒药解毒，如误服慢性抗凝血制剂的鼠药，注射解毒剂维生素K_1。

（3）注意由此产生的并发症，采取各种措施减轻患者的后遗症。

三、鼠相关传染病应急处置

1. 疫点和警戒区

以病人住所或出现数量较多的不明原因死鼠点位为中心，半径200米的范围为疫点，疫点以外半径300米范围为警戒区。或按照有关部门确定的大、小隔离圈作为疫点范围。以大型活动以活动场所为中心向外延伸500米范围为控制区。

2. 调查

了解疾病和媒介的基本情况。主要了解处理范围内的鼠类可能存在和活动的场所，处理范围内居民、单位的数量和分布情况，以及外环境如河道、绿化、农田等的分布情况。

3. 应急监测

参照鼠类常规监测方案，进行适宜的病媒生物密度监测，了解鼠类发生情况，确定防制范围和防制强度，实施监测指导下的病媒生物应急控制。鼠类监测采用夹（笼）夜法、粘鼠板法、粉迹法、鼠迹法、盗食法监测鼠密度。上述各种监测方法见《病媒生物密度监测方法　鼠类》（GB/T 23798—2009）。根据鼠洞密度和群众反映，可间接推测鼠情。

4. 控制

（1）灭鼠。① 范围：疫点和警戒区或活动控制区。按照不同疾病确定控制重点，如出血热为室内、农田、宅周，钩端螺旋体为河道两侧等。② 投放鼠药：室内灭鼠，应将毒饵投放在鼠道和鼠的活动区域；外环境灭鼠，应在重点行业四周、垃圾房、破损的下水道、鼠洞的附近投放毒饵；野外灭鼠，应重点在鼠洞周围和鼠道附近投放毒饵。室内外投放的毒饵都应放置在容器中，并设置醒目的警示标志。

（2）个人防护。进行控制处理的人员应穿戴工作服、口罩、帽子和橡胶手套，进行鼠疫疫点疫区控制的人员要穿戴防鼠疫服（五紧服）、防护口罩和眼镜，穿长筒胶鞋，戴橡胶手套。工作结束后应按规定进行消毒。

（3）鼠尸处理。发现死鼠应先喷洒杀虫剂灭鼠体寄生虫，再用镊子将其放在密封塑料袋中，禁止裸手操作。死鼠统一进行焚烧或深埋等无害化处理。

第四节 蟑螂的监测与综合防制

一、蟑螂的监测技术

1. 粘捕法

统一用粘蟑纸（规格：170毫米×100毫米）调查，粘蟑纸中央放2克新鲜面包屑等作为诱饵，每处布放不少于10张粘蟑纸，晚放晨收，记录粘捕到的蟑螂种类，以及雌、雄成虫和若虫数，并记录有效粘蟑纸数（表4-4-1），同时记录每个场所3分钟内观察到的蟑螂种类、数量、活卵鞘数和蟑迹（空卵鞘壳、死尸、残尸等）数。市场和超市布放在食品加工销售柜台，餐饮环境和宾馆布放在操作间及餐厅，医院布放在病房，居民区布放在厨房。每个标准间（房间数按15米²/间折算）放置1张，若监测点面积不足，须另加相同环境类型场所。不得选择一周内药物处理过的场所作监测点。每次监测时，粘蟑纸必须更新。

2. 目测法

参照《病媒生物密度监测方法 蜚蠊》（GB/T 23795—2009）中的目测法进行。在监测房间内选择蟑螂栖息活动的场所，用手电筒照明，检查并记录每个场所3分钟内观察到的蟑螂种类、数量、活卵鞘数和蟑迹（空卵鞘壳、死尸、残尸等）数（表4-4-2）。

二、蟑螂的综合防制

根据蟑螂生活习性，协调运用环境治理、物理防制、化学防制和生物防制等手段，达到有效控制虫害密度的目的。

1. 环境治理

要尽可能阻止蟑螂从外界侵入居室，搞好室内卫生，清除蟑螂赖以滋生的室内栖息条件。具体做法有"封六缝""堵三眼""八查"。

（1）"封六缝"：对墙壁、地板、门框、窗台（框）、水池和下水道等处的孔洞和缝隙应用油灰、水泥或其他材料加以堵塞封闭。

（2）"堵三眼"：堵塞沟缝孔隙，尤其要注意堵塞水管、煤气管道、暖气管等管道通过的孔眼。

（3）"八查"：一查桌、二查柜、三查椅、四查口（下水道口）、五查池（洗涤池）、六查案（厨房案板）、七查缝、八查堆（杂物堆）。

2. 物理防制

主要方法有粘捕、烫杀、诱捕等。

（1）粘捕法：将粘蟑纸板在蟑螂经常活动的地方，蟑螂一爬上即被粘住，无法逃脱。

（2）烫杀法：用开水直接浇灌各处的缝洞和角落，烫杀隐藏在其中的蟑螂。

（3）诱捕法：通过放在捕捉器里的食物来诱惑蟑螂，捕捉器易进难出，当蟑螂进入捕捉器，就被关在捕捉器的内部。

3. 化学防制

化学防制方法包括熏蒸、毒饵、胶饵、粉剂、喷洒剂等。消灭蟑螂不能单靠一种方法和一种杀虫剂，需要根据实际情况选用合适的杀虫药与剂型及杀虫方法。

（1）熏蒸。首次灭蟑为了取得最佳效果，使蟑螂密度在最短的时间很快下降，使蟑害得到迅速控制，最好以熏蒸的方法快速将蟑螂种群中的90%蟑螂杀灭，然后辅以其他方法。用灭蟑烟雾剂熏蒸是一种效率高、效果好的施药方法，特点为攻击型、速杀，对微孔、穴、缝有弥漫和穿透作用，能在短时间内迅速降低蟑螂密度。50分钟内可杀灭90%的蟑螂种群，使用后开窗通风换气并清除死蟑螂和蚊蝇等害虫。优点是雾粒细密，扩散快速，分布均匀，穿透性好。缺点是有可燃和助燃物质，应防止起火。

（2）毒饵。用于毒饵的杀虫剂主要应具备两个条件：一是良好的胃毒作用；二是无驱避作用或驱避作用很小。毒饵由于使用方法简便、经济，故很受群众欢迎。优点是持效期长、环境污染少、使用方法简便、适用范围广。缺点是在蟑螂密度高的情况下，不能迅速降低蟑害密度；在有食源的情况下，诱杀效果受到影响。

（3）粉剂。粉剂是由杀虫药剂和辅助粉按一定比例经机械粉碎研磨而成，主要目的是增加杀虫药的覆盖面积和改进杀虫药的理化性状。沿室内墙壁和门窗等处作滞留喷洒，或沿蟑螂等害虫经过及隐藏的地方喷洒。优点是性能稳定、有效期长、具有良好的击倒作用、较好的飘逸性能。缺点是不能在潮湿环境使用，对环境有污染。

（4）喷洒剂。使用不同剂型的长效杀虫剂喷洒在蟑螂栖息与经常活动的区域，使其与药体接触而中毒死亡。可湿性粉剂、胶悬剂和乳油是最常用的。缺点是对环境有污染，有毒性，容易产生抗性，一般家庭内不采用此种方法。（可对居民楼外部环境进行处理）。

表4-4-1 蟑螂密度监测记录表（粘捕法）

调查时间：____ 年 ____ 月 ____ 日　　调查地点：____ 省（自治区、直辖市）____ 地（市）____ 区（市）____

乡镇（街道）____

监测场所[a]：____

环境类型：农贸市场 □　超市 □　餐饮 □　医院 □　宾馆 □　居民区 □　投放张数：____

监测地点[b]	房间总数	阳性房间数	有效张数	粘捕张数	德国小蠊			美洲大蠊			澳洲大蠊			黑胸大蠊			褐斑大蠊			日本大蠊			其他			合计		
					若虫	雌	雄	合计	若虫	雌	雄	合计	若虫	雌	雄	合计	若虫	雌	雄	合计	若虫	雌	雄	合计	若虫	雌	雄	合计	若虫	雌	雄	合计	总数
合计																																	

注：[a] 监测场所：填调查单位名称；[b] 监测地点：指监测场所内具体的房间，楼层或区域名称。

监测单位：____　　监测人：____　　审核人：____

表4-4-2 蟑螂密度监测记录表（目测法）

调查时间：____ 年 ____ 月 ____ 日　调查地点：____ 省（自治区、直辖市）____ 地（市）____ 区（市）

____ 乡镇（街道）

监测场所[a]：____

环境类型：农贸市场 □　超市 □　餐饮 □　医院 □　宾馆 □　居民区 □　其他 □

监测地点[b]	监测间数	成若虫											卵鞘				蟑迹（粪、虫尸、残尸、空鞘等）	
		大蠊				小蠊												
		阳性间数	查获只数	侵害率/%	密度指数	阳性间数	查获只数	侵害率/%	密度指数				阳性间数	查获只数	侵害率/%	密度指数	阳性间数	侵害率/%
合计																		

注：[a]监测场所填调查单位名称；[b]监测地点指监测场所内具体的房间、楼层或区域名称。

监测单位：____

监测人：____　　审核人：____

第五节　蜱虫的监测与综合防制

一、蜱虫的监测

1.寄生蜱

在城镇居民区、农村居民区生境，采用体表检蜱法开展监测。

重点检查动物的耳朵、眼睛周围、口鼻周围、脖子、腋窝、胸脯、乳房、大腿根、阴囊、肛周、会阴、尾根等部位，毛较长的动物需用手触摸，收集和记录蜱的种类和数量（表4-5-1，汇总表见表4-5-3），动物可适当固定。

如需收集蜱，由于正在吸血的蜱假头容易折断，应用小镊子夹紧假头先轻轻拉拽和左右晃动，使之能上下摇动，然后再果断拔除，必要时可连带部分动物皮毛。

2.游离蜱

在农村外环境和景区生境，采用布旗法开展监测。

采用布旗法在样地均匀地拖或挥旗，以每人每500米所捕获蜱数进行密度指数统计。一般每一样地拖旗不能少于500米，时间不能少于30分钟，记录捕获蜱的种类和数量（表4-5-2，汇总表见表4-5-3）。

拖（挥）旗方法：用90厘米×60厘米的白色或浅色布旗，窄的一边两端用绳子固定，将旗子平铺地面，拖拉绳子前进，每步行10米停下检视附着的蜱数，根据调查地段内植被情况选择不同的方法进行定距离拖蜱。如是较平整的草地，可拖拉布旗在草地上行走；如是灌木丛，则手持木杆在灌木丛和杂草上来回挥动布旗。将附着在布旗上和拖蜱者身上的蜱用镊子捡起装入管内，立即旋紧管盖或塞紧塞子。每一样地的蜱放入同一管内或做一致编号，带回实验室进行相关的分类鉴定、计数和检测。

二、蜱虫的综合防制

1.环境防制

草原地带采用牧场轮换和牧场隔离办法灭蜱。结合垦荒，清除灌木杂草、清理禽畜圈舍、堵洞嵌缝以防蜱类滋生；捕杀啮齿动物。

2. 化学防制

蜱类栖息及越冬场所可喷洒敌敌畏、马拉硫磷、杀螟硫磷等。林区用六六六烟雾剂收效良好，牲畜可定期药浴杀蜱。

3. 个人防护

进入有蜱地区要穿五紧服，长袜长靴，戴防护帽。外露部位要涂布驱避剂，离开时应相互检查，勿将蜱带出疫区。

表4-5-1 动物体表寄生蜱监测记录表

调查日期: _____年 _____月 _____日
调查地点: _____省(自治区、直辖市) _____地(市) _____区(市) _____乡镇(街道) _____村(小区)

动物编号[a]	动物种类[b]	活动区域[c]	蜱种类[d]	蜱数量					备注[e]
				幼	若	雌	雄	合计	

注: [a]动物编号: 阴性动物也请编号, 并填入动物种类、活动区域等。
[b]种类: 指动物的一般分类, 如马、水牛、黄牛、牦牛、山羊、绵羊、猫、狗等。
[c]活动区域: 请填入序号。1.农田; 2.林地; 3.农村荒坡草地; 4.城市公园; 5.郊野公园; 6.森林公园; 7.荒漠; 8.草原; 9.圈养。
[d]蜱种类: 如在一只动物上捕获几种蜱, 请将各种类分行填写; 鉴定不出种类的请写未鉴定种, 如有多种, 请编号, 如(属名)1、(属名)2等。
[e]备注: 可填写家养动物主人姓名。

监测单位: _____ 监测人: _____ 审核人: _____

表4-5-2 游离蜱调查记录表

调查日期：____年____月____日　调查地点：____省____地（市）____区（市）____乡镇____村

海拔：　　经度：　　纬度：

监测生境：农村自然村周边 □　农田 □　荒坡草地 □　林地 □　城市公园 □　郊野公园 □

森林公园 □　荒漠 □　草原 □　其他____

环境简要描述：

拖蜱距离：____米　拖蜱时间：____分钟

地点[a]	蜱种类[b]	蜱数量					密度指数	备注
		幼	若	雌	雄	合计		

注：[a]地点：农村自然村内和周边可填写距离其最近的住户姓名。

[b]蜱种类：如在一只动物上捕获几只蜱，请将各种类分行填写；鉴定不出种类的请写未鉴定种，如有多种，请编号，如未鉴定种1、未鉴定种2。

监测单位：　　监测人：　　审核人：

表4-5-3 _____省/市/县 _____ 年 _____ 月蜱密度监测汇总表

动物种类	动物数量	蜱数量	蜱指数	备注
寄生蜱 牛				
寄生蜱 羊				
寄生蜱 狗（农村）				
寄生蜱 狗（城镇）				
寄生蜱 其他				
寄生蜱 合计				

生境类型	拖蜱距离/米	拖蜱时间/分	蜱数量/只	密度指数（布旗100米每小时捕获只数）	备注
游离蜱 农村外环境					
游离蜱 景区					
游离蜱 合计					

监测单位：_____ 填表人：_____ 审核人：_____

第六节 其他媒介生物的监测与综合防制

一、臭虫的监测与防制

（一）监测方法

1. 目测法

需要的器具有手电筒、放大镜、镊子、解剖针、自封袋。

在监测房间内选择臭虫栖息活动的场所，如床板、床垫（包括其上的孔、洞、缝）、床架、床头、抽屉等缝隙和家具连接处、沙发以及沙发和床周围的家具、孔隙。用手电筒照明，借助放大镜、镊子、解剖针等工具，采取直接目测、敲击等检查方式，检查并记录每个场所捕获到的臭虫数量和查到的臭虫痕迹。检查区域不足15平方米的房间按1间计算，大于15平方米的房间按15平方米为1间折算。

2. 粘捕法

粘虫（蟑）纸：胶面规格为170毫米×100毫米。

监测房间内宜有人员正常居住，将臭虫粘纸放置于臭虫经常栖息活动的场所，如床、沙发、家具周围等处，床和沙发应在与地面接触的四个角均放置粘虫纸，每个房间粘虫纸的放置数量根据房间内的家具摆放具体选择。臭虫粘纸放置7天。记录捕获臭虫种类及数量。

（二）臭虫的综合防制

1. 侵害调查

臭虫的侵害指征有粪迹、臭虫血迹、活臭虫等，以针挑法结合目测法检查可疑栖息场所（棕棚、床架、画镜线、板墙缝隙、桌椅、沙发等物件）的臭虫侵害指征，受严重侵害的场所能闻及臭虫的臭味。

2. 环境防制

环境防制的目的是铲除滋生条件，即整顿室内卫生，清除杂物；对床板墙壁、棕棚等容易滋生臭虫的缝隙，用石灰或油灰堵嵌；有臭虫滋生的墙纸必须撕下烧掉。

3. 物理防制

（1）人工捕捉：敲击床架、床板、凉席、草垫等，将臭虫震下、处死，或用针、铁丝挑出缝隙中的臭虫，予以杀灭。

（2）沸水浇烫：臭虫不耐高温，可用开水将虫卵和成虫全部烫死，对有臭虫滋生的床架、床板等用具可搬至室外，用装有沸水的水壶口对准缝隙，缓慢移动浇烫，务必使缝隙处达到高温，以烫死臭虫及其卵，对滋生有臭虫的衣服、蚊帐，可用开水浸泡。

（3）太阳曝晒：对不能用开水烫泡的衣物，可放到强烈的太阳光下曝晒1～4小时，并给予翻动，使臭虫因高温晒死或爬出而被杀死。

（4）防止播散：在有臭虫活动的居室，如要迁移（搬迁或买卖）行李家具等物品，务必严格检查，并作处理，以防止臭虫的带出、带入而造成播散。

4.化学药物防制

臭虫防制可用溴氰菊酯、氯氰菊酯、残杀威等杀虫剂喷洒在床板、衣柜等臭虫比较集中出现的地方。

二、恙螨的监测与防制

（一）监测时间

具备条件的地区建议自本地恙虫病流行期开始之前1个月至流行期结束，每月中旬监测。不具备条件的地区每年至少监测3次，秦岭—大别山—长江下游以南监测点应在5月、7月、9月开展监测，秦岭—大别山—长江下游以北至燕山以南监测点应在9月、10月、11月开展监测，东北地区监测点应在5月、9月、10月开展监测，为掌握本地本底数据，建议第一年连续监测12个月。

（二）监测生境

选择本辖区内恙虫病高发或高流行风险地区的典型生境开展监测，每个监测点选择3种以上生境。根据恙螨草生习性，优先选择农田、果园、森林、荒地、农村居民区生境开展监测。

1.农田

成片的旱田、水田、菜地等农业用地，包括田边、田埂以及田间的小型荒地、小片灌丛、坟场和防护林带等，距离居民区应在100米以上。

2.果园

成片的水果、坚果、茶树种植区，包括其间的小片荒地、农田和防护林带。

3.森林

面积较大的人工林、次生林、山区林、森林公园和自然保护区，不含上述1、2中的防护林带、小片灌丛以及城市人工绿化林地、苗圃等。

4. 荒地

较大面积的没有种植农作物和树木，且杂草丛生的荒地、农村弃耕地、城镇待建土地。

5. 农村居民区

包括农村居民区中的庭院、仓房、树林、竹林等及周边50米以内范围。

6. 城镇居民区

城市或城镇居民小区、城中村室内外环境。

7. 重点场所

餐饮、食品制售、建筑工地、酿造等场所的室外环境。

8. 公园

城市中或城市边缘含有草地、树林等植被的公园、河岸、小的人工景区或其他公共活动空间，不含远郊的森林公园、自然保护区等天然景区。

（三）监测方法

采用鼠体恙螨采集法，分捕鼠、鼠体恙螨采集两步进行。

1. 捕鼠

鼠类采集方法参考《全国病媒生物监测方案》（2016年）及其实施方案中鼠类监测所采用的夹夜法或笼夜法。采用中型钢板夹（或鼠笼），用生花生米或其他适宜食物作为诱饵，晚放晨收。居民区室外沿墙根、野外沿直线或沿田埂、沟渠等自然地形每5米布放1个，行间距不少于50米。室内每15平方米布放1个。每个生境每月捕获鼠不少于5只，每月捕获鼠总数应不少于30只。每只鼠单独装入塑料自封袋里，封上袋口，袋上写上捕获生境，带回实验室。

2. 鼠体恙螨采集

将死鼠（活鼠应先处死）放在白瓷盆或方盘中，鉴定鼠种。仔细检查宿主耳廓、耳窝、眼缘、会阴等部位，将有恙螨的部位剪下，放在5毫升或更大的离心管中。一鼠一管，盖上盖子，记录宿主编号。或将寄生有恙螨的部位置于培养皿中央，在培养皿边缘滴一圈清水，盖上皿盖。将离心管或培养皿在25℃室温中放置1~3天，在立体显微镜（解剖显微镜，解剖镜）下用细毛笔、解剖针等捡取爬下的恙螨，将其放入含75%酒精的2毫升冻存管中，同时计数每只宿主所有恙螨数量，包括不同部位爬下和未爬下的恙螨总数。同一只鼠的恙螨放同一管中，旋紧盖子，在管上记录宿主编号，放室温或4℃冰箱中保存。

三、蚤的监测与防制

（一）蚤的监测方法

在确定某地区的重要蚤种后，每月或每旬捕捉一定数量的宿主动物，或检查一定数量的巢穴、垫物，进行分类鉴定，然后进行统计。常用以下3种方法。

1. 鼠体蚤指数

通常用捕获的活鼠，检查和计数每只鼠体上的寄生蚤数。可把捕获的活鼠连笼放入袋内，以防蚤逃逸。将鼠及蚤用乙醚或氯仿麻醉杀死，把死鼠放于白色搪瓷托盘中，一手用镊子夹住尾巴，另一手用毛笔或毛刷多次刷鼠毛，若有跳蚤便会落在盘内。然后用湿毛笔沾蚤放于70%酒精瓶内，同时计数。装鼠用的袋必须仔细检查，若有蚤也拣入酒精瓶中。

鼠体蚤指数计算公式：

$$鼠体蚤指数 = \frac{捕获蚤总数}{捕获鼠数} \qquad (4-6-1)$$

有条件时应将蚤分类计数，求出各种蚤指数，即某种蚤（指数）。为使结果有代表性，捕获的鼠数不可太少，最好在20只以上。

2. 鼠洞蚤指数

先调查，找出鼠洞，编号登记，然后用以下方法采集：

先把洞口附近的浮土收集起来装入塑料袋内，然后用长70～80毫米的铁制蚤勺顺洞道伸入洞中，将洞内容物取出，一并装入塑料袋内，带回；将袋内容物倒入白色搪瓷盘中，此盘须预先放入盛少量水的大型白盆中，然后进行检蚤计数。

所获蚤总数被鼠洞数除，其平均数即鼠洞蚤指数，单位是只/巢。

$$鼠洞蚤指数 = \frac{蚤总数}{鼠洞数} \qquad (4-6-2)$$

3. 游离蚤指数

将一定大小和数量的粘蚤纸放在室内地面上，如15～18平方米的室内，可用16开的粘蚤纸5张，分别于室内中心和四角落各放一张。经一昼夜后，每张所粘得的平均蚤数即为游离蚤指数，单位为只/张。若要观察蚤密度的季节消长，可每旬定期布放1～2次，每次24小时，用同一种方法连续做调查，记录室内蚤的季节消长情况。粘蚤指数计算公式：

粘蚤指数公式：

$$粘蚤指数 = \frac{粘蚤数}{有效粘蚤指数} \qquad (4-6-3)$$

附粘蚤纸配方：麻油50毫升、豆油50毫升、松香100克。先把油、脂类加热，然后把粉碎的松香末加入油中混溶后拌匀，等冷却后涂于16开的白纸上便成。

在使用这些方法时应注意：每日（每旬）检查宿主、巢穴垫物等数量不能少于10只（处）。

注意：啮齿动物鼠等体外寄生蚤调查最好用笼捕，以获得活鼠，避免蚤逃离鼠体，且调查方法应一致；对调查的宿主及寄生蚤种的鉴定应力求准确。

（二）蚤的综合防制

1. 环境防制

（1）改善环境，消除蚤类滋生条件。在房间内，蚤类白天在各种缝隙以及地毯、床上用品等处栖息。室内应经常打扫，整理卫生，保持清洁干燥，空气流通。消除墙面、地板、家具间等处的缝隙，防止蚤类栖息、滋生。建筑物应设置防鼠设施，防止鼠类、野猫等侵入。畜圈、禽舍等保持地面平整，墙壁无缝；勤打扫，及时清除杂草垫物、浮土和垃圾等，保持干燥整洁，清除蚤类滋生条件。对清除物可以堆肥发酵处理，杀灭其中的卵、幼虫、蛹及成虫。

（2）灭鼠堵洞，管理好家畜家禽。鼠、猫、狗、兔等是蚤类的宿主，也是蚤的主要来源。必须防鼠灭鼠，堵塞鼠洞。严格管理好猫、狗、兔等家畜，防止将蚤类带入室内。饲养的宠物应经常洗澡，保持清洁卫生。

（3）讲究个人卫生，加强个人防护。勤洗澡，勤换衣服，常晒被褥。出入染蚤区域应注意防护，如穿戴五紧服、防蚤袜，或扎紧裤脚袖口，防止蚤类接触人体。

2. 物理防制

（1）真空吸尘器。房间内发现蚤类，可用真空吸尘器处理，建筑内幼蚤的滋生场所，如宠物休息处、家具橱柜下方、地板、床铺、地毯、沙发以及各种缝隙等处进行吸尘处理，可将蚤类的卵、幼虫、蛹、成虫以及幼虫的食物等吸除。可将吸尘器的集尘袋先以杀虫剂喷洒处理，使吸入的成虫、幼虫被杀死。注意妥善处理吸尘器内的尘埃。

（2）粘蚤纸捕蚤。将粘蚤纸布放于室内地面、墙角等处，粘捕蚤类。放置1～2天后，收集焚毁。

3. 化学防制

化学防制是采用杀虫剂杀灭蚤类的方法，它可以迅速杀灭蚤类，控制蚤类危害，是紧急处理的重要手段，也是当前蚤类防制的重要措施之一。

1）灭蚤药物：

灭蚤药物主要有敌敌畏、敌百虫、倍硫磷、杀螟松、马拉硫磷、辛硫磷等有机磷类，溴氰菊酯、氯氰菊酯、二氯苯醚菊酯、氟氯氰菊酯等拟除虫菊酯类以及残杀威、吡虫啉等药物。

2）灭蚤方法：

（1）室内灭蚤。在蚤类繁殖时期，对人畜及家栖鼠类寄生蚤类的滋生和游离场所，如地面、墙角、床炕、家具、鼠道等处进行药物处理。可用粉剂或水剂进行喷洒施药，或用烟剂熏杀。根据具体情况可对上述场所进行全面或局部的处理。药物处理能杀灭蚤类成虫和幼虫，但对卵则无效，药剂处理过后1～3周，卵孵化出来，可能会造成跳蚤复发，因此必须再做第二次的除蚤处理。

（2）衣被灭蚤。将灭蚤药粉喷洒在衣服上和被褥上，包裹一定时间，除粉后即可使用，也可用含有一定浓度杀虫剂的水溶液浸泡衣物、被单、床单等。

（3）畜体灭蚤。对猫、狗及其他家畜应使用高效低毒药物，以纱布包粉，逆毛擦浴，或用水溶液药浴，也可用浸染药剂的塑料做成颈枷，戴在猫、狗身上，可长期有效。

（4）鼠洞灭蚤。用喷粉器将灭蚤药物粉剂直接喷入鼠洞内，一般家栖鼠喷粉20～30克/洞，野鼠30～90克/洞。也可用废塑料、树皮、玉米芯、甘蔗渣等作为药物载体，投入洞中，以控制药物释放，节约用量，减少环境污染。在野外放置浸染药物的废布条，鼠将这些布条拖入洞中做巢，可延长灭蚤时间。在特制灭鼠毒饵盒的中部放置毒饵，两端出入口处悬挂装有杀虫剂的纱布袋或接触性粉剂，当鼠入箱取食时，体表沾上药物，带回巢内，鼠和蚤均被毒死。

四、虱的监测与防制

（一）采集、调查方法

1. 标本采集

虱终生不离开宿主，其全部生活史均在宿主体上完成，故应从宿主体上采集虱标本。人体虱从内衣、衣被、褥等处采集，尤其可从裤腰、衣领、被褥的皱纹、线缝中寻找。人头虱则从头发中采集，可用细密的梳子梳下后收集，或将头发从发根处剪下，这样可以收集虱卵。阴虱则主要从阴毛中采集。用软镊子将采集的虱子轻轻放入试管中，并用纱布罩上试管口。

2. 密度调查方法

染虱率是用以表示染虱人数多少的一种频率指标。

其调查方法是按统一的方法和要求，检查一定数量的人员，凡发现有卵、虱若虫及虱成虫者皆视为染虱，然后计算染虱人数占检查人数的百分比，即

$$染虱率 = \frac{染虱人数}{检查人数} \times 100\% \qquad (4-6-4)$$

内衣虱指数：抽查一定人数的内衣，拣获的总虱数被内衣件数除，即得出平均每件内衣的虱数，用以表示染虱的程度，计算公式为

$$内衣虱指数 = \frac{拣获总虱数}{内衣件数} \qquad (4-6-5)$$

（二）虱子的综合防制

虱子的活动规律：因为人的体温是恒定的，无论春、夏、秋、冬，虱子都可在人体上寄生和繁殖。通常冬天虱多而夏天虱少，这是因为人们在夏天时勤换衣服和常洗澡有关。虱子活动与温度有关，0℃以下不活动，10℃时慢慢爬动，30℃非常活跃，3分钟可爬行1米左右。对衣物、被褥上存在的虱宜采用高温加热水及蒸气热杀，不宜采用低温冻死的办法。阴虱活动力甚弱，若虫孵出后几乎不动位置，而离开人体后2天即死亡。虱子喜欢群集生活。体虱多集聚于内衣领襟衣服内的线缝、裤腰线缝和被褥线缝等处，头虱则主要集中在耳后的发根中，阴虱喜群居在会阴部的阴毛上。

头虱处理方法：去掉头发，这是最简单有效的除虱方法。不愿剃除毛发者，可剪短和梳薄一些头发，这样方便清洗。用硫黄皂或硫黄软膏洗头发，每日2次。并可应用林旦乳膏、百部酊等外用，每日1~2次，有较好的杀虱作用。在药杀的同时，还要做好人工清理，梳掉死虱和虫卵，这样能加快除虱和了解除虱效果，可用细篦子反复梳理头发。为了防止再次长头虱，头发除虱干净后，需要对生活环境和衣物除虱。用过的梳子、篦子、帽子、围脖、头巾、枕套、被褥等要用沸水烫泡或是用消毒液泡洗。

阴虱的治疗与头虱的基本相同，但是阴虱的寄生部位决定了应用药物的局限性，总体比头虱要难去除些，所以不仅要剃除阴毛和应用药物，治疗时间也会相对长些。

总之，经过正规治疗，虱病都是可以很快痊愈的。

第五章　常见病媒生物标本的制作[①]

第一节　总　论

常见病媒生物标本包括鼠类、蚤类、蚊类、蝇类、螨类、蟑螂的标本。标本保存场所应保持干燥、通风、阴凉，避免阳光照射；可以安装空调和除湿机保持适宜温度、湿度（温度保持在5～25℃，相对湿度保持在45%～55%）；可以采用药物来防腐、防蛀、防霉、防虫；标本柜密封良好；无活动物存在。

一、标本保存要求

应建立完整的标本档案。标本应记录完整，应按照不同类别和保存要求分别置于专门的标本盒和标本柜/架内保存，定期检查。标本柜/架和标本盒应做到防潮、防蛀、防震、防尘"四防"要求。模式标本和陈列标本分开保存。模式标本专室或专柜保存，专人负责，严格管理，不对外陈列展示，特殊情况经相关人员许可后方准取出检视，不准带出标本室。

二、标本采集、制作的工具和用品

（一）标本采集工具和用品

1. 鼠类

捕鼠笼、鼠夹、卵圆钳、诱饵、鼠袋、粘鼠板。

---

① 本章部分方法参照《医学媒介生物标本采集、制作及保存规程》（SN/T 1876—2007）。

2. 蚤类

鼠袋、熏鼠箱、探蚤棒、集蚤器、白搪瓷盆、粘蚤纸、毛刷、篦子、毛笔。

3. 双翅目昆虫

昆虫采集网、诱蚊灯、诱蝇笼、吸蚊枪、铁锹、诱饵、小瓷盘（盛放诱饵）、白搪瓷盘、水勺、水盆、吸管、水桶、蚊类饲养笼、糖水、棉签、刀片、高筒雨靴。

4. 蜱、螨

布旗、电热集螨器、玻璃瓶、毛笔、篦子、鼠笼、鼠袋、白搪瓷盆。

5. 蟑螂

诱蟑螂盒/瓶、诱饵、粘蟑纸、塑料袋。

（二）标本制作工具和用品

1. 标本制作工具

立体显微镜、显微镜、放大镜、解剖针、解剖台、解剖板、展翅板、白搪瓷盘/不锈钢盘（盘内可放入解剖板）、白搪瓷脸盆、大头钉/昆虫针、三级板、镊子、剪刀、手术刀、持针钳、手术缝合针、眼科手术器械、酒精灯、小烧杯、酒精灯架、各型吸管、干燥器、回软器、恒温烘干箱、篦子、毛笔、毛刷、直尺、卡尺、小台秤、天平。

2. 标本制作用品

标本盒、标本瓶、平皿、广口磨砂瓶、小磨砂瓶、吸管、指形管/小玻瓶、软木块、载玻片、盖玻片、胶布、棉花、塑料泡沫板、标签、白色纸卡、白纸、铅笔、脱脂记录表、标记笔、4号铁丝、细线绳、线、义眼、标本固定支架。

3. 标本制作药剂

阿拉伯树胶、加拿大树胶、苯酚（分析纯）、10%（质量分数）氢氧化钾/氢氧化钠、酒精（体积分数分别为50%、70%、95%和100%）、甘油、5%～10%（体积分数）甲醛、蒸馏水、1%（质量分数）冰乙酸、二甲苯、丁香油、无色指甲油、防腐剂（砒霜膏）、过氧化氢、滑石粉、沸水。

三、标本保存工具和用品

（一）标本保存工具

标本柜、标本架、鼠类固态标本盒、鼠类生态标本盒、头骨标本盒、针插标本盒、浸泡标本盒、胶粘标本盒、标本瓶、指形管/小玻瓶、磨砂广口瓶、吸管、胶布、棉花。

（二）标本保存防腐药剂

樟脑块、酒精、甘油、甲醛、敌敌畏、干燥剂。

（三）标本记录存档工具和用品

电脑、照相机、扫描仪、档案柜、文件夹、记录表、标签、标记笔及其他用品。

四、个人防护用品

紧口工作服、线手套、乳胶手套、防护镜、硅、口罩、毛巾、肥皂、消毒剂、气雾杀虫剂及其他用品。

五、标本采集

（一）采集范围

采集范围可根据采集对象实际情况布置调整。

（二）采集方法

根据拟采集的医学媒介生物种类采用相应方法和技术对所选定的调查采集范围进行水平分布调查、垂直分布调查和生境调查，尽可能多地采集标本。

（三）填写记录表

每次监测采集结束后均应填写规定的医学媒介生物监测采集记录表，特别是要保证生态学资料内容全面、准确无误。

六、标本制作

（一）选取标本

将采集的医学媒介生物进行简要分类计数，选取体形完整无损、有代表性的医学媒介生物进行相应的测量、称重及体表形态学描述记录，制作标本。

（二）标本制作

根据医学媒介生物的种类采用相应方法和技术制作标本。鉴定后将编号、种名（包括拉丁文名称）、采集地点、采集日期填入标签，固定于相应部位。

（三）填写记录表

每次标本制作结束后均应填写规范的记录表，做到内容全面、准确无误。

七、标本保存

（一）固态标本和生态标本保存

固态标本鉴定后与头骨放入同一标本盒内，再放入相应的标本柜内避光干燥保存，盒内放入适量樟脑块等防霉防蛀药物保存，定期检查补充，防止霉变和虫蛀。生态标本保存同上。如发现虫蛀，可采用蒸熏剂蒸熏除虫。

（二）针插标本保存

针插标本鉴定后插入标本盒内，再放入相应的标本柜内避光干燥保存，盒内放入适量樟脑块等防霉防蛀药物保存，定期检查补充，防止霉变和虫蛀。

（三）玻片标本保存

玻片标本放入玻片标本保存盒内，放入相应标本柜内避光干燥保存。

（四）浸泡标本保存

放入浸泡标本柜内避光保存，定期检查，补充或更换甲醛溶液等保存液，保持标本完全浸泡于保存液中。

（五）胶粘标本保存

同针插标本保存。

八、资料整理

在医学媒介生物鉴定工作结束后，根据医学媒介生物鉴定结果确定医学媒介生物种类、种群组成、新种、媒介种、优势种群、常见种、稀有种和外来种，对新种和外来种进行生物形态学描述并请相关专家核定，列出本次监测的医学媒介生物种类名表。

第二节　鼠类标本制作

一、标本采集

采用捕鼠笼诱捕法、捕鼠夹夹捕法、粘鼠板粘捕法和毒饵毒杀法或蒸熏法。

采用捕鼠笼诱捕法在室内外进行诱捕采集，将采集的鼠类用乙醚/三氯甲烷麻醉毒死后装入鼠袋，做好记录和标记，然后带回实验室进行标本制作。

对一些使用捕鼠笼诱捕法无法诱捕的鼠类和场所，采用捕鼠夹夹捕法和粘鼠板粘捕法进行采集，将采集的鼠类装入鼠袋，做好记录和标记，带回实验室进行标本制作。

在辖区内或交通工具中有鼠活动的场所，采用毒饵或蒸熏剂蒸熏灭鼠，采集被杀灭的鼠类装入鼠袋，做好记录和标记，带回实验室制作标本。

每次采集结束后均应规范填写鼠类监测采集记录表，按表内项目逐项填写，特别要保证生态学资料内容全面、准确无误。

二、标本制作

在做好个人防护的条件下将采集的鼠类进行简要分类计数，检查并采集体外寄生的蚤、蜱、螨等媒介，进行测量后，剖开下腹部，彻底浸泡消毒48小时以上，挑取头骨、体形完整，有代表性的鼠类测量记录性别、体长、尾长、耳长、后足长度和体重后制作标本。

（一）固态标本制作

1. 剥皮

（1）将选好的鼠类标本放在解剖板上，在腹部正中皮肤上自外生殖器前至胸软骨处下缘剪开一个纵切口，不剪开腹部肌肉部分。

（2）用镊子夹住皮肤切开部分，用解剖刀背先自切口两侧，然后向后部轻轻剥离，使皮肤与皮下组织分离，至肛门处从皮肤内面把肠剪断。

（3）脱出后腿，在胫骨上端剪断，留下胫骨。

（4）将鼠尾基部自内侧剥脱1～2厘米，用左手食指和中指夹住鼠尾剥脱出的根部，右手用镊子夹住鼠尾剥脱出的基部固定，左手用力抽出鼠尾椎骨。

（5）翻脱鼠皮，脱出前腿，自桡尺骨近端剪断前腿，留下桡尺骨。

（6）向前脱出头部，自耳基部割断外耳道，在眼部轻轻切开与眼相连的皮肤，直至将鼻口相连的皮肤完整剥离下来。

2. 剔除肌肉和皮下脂肪

用手术刀剔除胫骨和尺骨上的肌肉，刮去皮下脂肪，用石膏粉把所刮下的脂肪搓掉。

3. 涂抹防腐剂

用毛笔或小毛刷在皮肤内面和胫骨、尺骨上均匀涂上防腐剂，不留空白。

4. 填充鼠体

（1）选取一段比鼠尾长度长出1～3厘米的4号铁丝，按照鼠尾椎的形状和长度缠绕棉花，其粗细程度较鼠尾椎稍细，均匀涂上防腐剂，插入鼠尾部。

（2）选取一段比鼠体长度短1～3厘米的4号铁丝，前端用棉花缠成鼠头大小形状，插入头部，后端与尾部铁丝相连。

（3）向鼠体内填充棉花，至头部、四肢、背部与鼠体原来的形状相似。四肢应填实，骨部应填平。用线将腹部切口缝合起来。

5. 整理外形

用梳子将鼠体毛梳理平整，放在木板上，前足向前并行，爪向下，下颌紧贴前肢，后肢向后并行，后足腹面向上，鼠腹部紧贴木板，在左后肢上系上标签，用大头针或昆虫针将四足固定在木板上，置阴凉处晾干。

6. 头骨标本制作

自颈部剪下头骨放入烧杯内，加水煮3～5分钟取出，剔除肌肉，注意不要损坏骨骼部分；自枕大孔处将脑组织掏出，用过氧化氢漂白后在日光下晒干，与鼠体标本编为同一个编号保存。

（二）生态标本制作

1. 剥皮

（1）前几步同固态标本制作剥皮步骤（1）～（5）。

（2）将皮剥至颈部时，自枕骨后剪断颈部，将脑组织自枕大孔处掏出。

2. 剔除肌肉和皮下脂肪及涂抹防腐剂（同固态标本制作）

3. 填充鼠体

（1）选取一段比鼠尾长度长3～5厘米的4号铁丝，按照鼠尾椎的形状和长度缠绕棉花，其粗细程度较鼠尾椎稍细，均匀涂上防腐剂，插入鼠尾部。

（2）选取一段比鼠体长度长3～5厘米的4号铁丝，前端自枕大孔处插入头部。

（3）选取比鼠前后肢长度长3～5厘米的4号铁丝各2根，一端从前肢和后肢插入，自足掌穿出2～3厘米，另一端与尾部和头部铁丝相连。

（4）向鼠体内填充棉花，至形状与鼠体原来的形状相似。用线将腹部切口缝合起来。

（5）将四肢所露出的铁丝一端固定在所选定的固定支架等支撑物上，将鼠形整理成所拟定的姿势，梳理好鼠毛，安上义眼，将标签系在左后肢上，置阴凉处晾干。

（三）浸泡标本制作

对无须制成标本的，可直接剖开鼠腹部，放入盛有5%（体积分数）甲醛溶液的玻瓶内密封，加贴标签或用铅笔书写好标签放入瓶内后保存。

三、鼠种鉴定

对采获的鼠类进行鼠种鉴定，计数各鼠种数量。对非常见鼠种，请专家指导鉴定。鉴定后将种名（包括拉丁文名称）、性别、体长、尾长、耳高、后足长度、体重、采集地点、采集日期等填入标签。标签系在左后肢上。每次标本制作结束后均应填写规范的记录表，做到内容全面、准确无误。

四、注意事项

工作人员在进行鼠类标本采集、制作时应做好个人防护，防止被感染或被鼠体外寄生媒介叮咬。在鼠传疾病疫区采集鼠类标本时，工作人员须经过严格培训，合格后方可进行工作。对采集到的鼠类标本应妥善处理。

采集到的鼠类标本均应先行检查体外寄生媒介，再放入白布袋内带回冷冻或浸泡在酒精中暂时保存。标本制作中所需的砒霜膏等剧毒药剂的使用、保存应符合相应管理要求，应有完善的管理程序。

第三节　蚤类标本制作

一、样本采集

可采集宿主动物体外寄生蚤，也可以采集宿主动物洞中干蚤、宿主动物巢穴蚤以及室内游离蚤。

采集宿主寄生蚤时，工作人员应做好个人防护。采用捕鼠笼捕捉活鼠或其他方法（如鼠夹、挖洞、枪击等）捕鼠，每只鼠装入一个白色鼠袋，扎紧袋口，带回实验室，用乙醚/三氯甲烷麻醉后，在白搪瓷盘/盆中挑蚤，对仍停留在毛中的蚤类，用毛刷或篦子仔细梳篦鼠体检查。将采集的蚤装入盛有75%酒精的玻瓶内，做好记录和标记，留做标本用。其他宿主动物体外寄生蚤可参照上述方法采集。

采集宿主动物洞中干蚤时用探蚤棒探鼠洞，上下左右转动几次后慢慢拉出，边拉边用拣蚤镊将探蚤棒上的蚤类拣起，装入盛有75%酒精的玻瓶内，做好记录和标记，带回实验室进行标本制作。

采集宿主动物巢穴蚤时，挖掘宿主动物巢穴，迅速将全部巢穴内容物及窝内浮土一起装入白布袋，做好标记，带回实验室将巢穴内容物倒入集蚤器进行检集，装入盛有75%酒精的玻瓶内，做好记录和标记，留做标本用。将巢穴内容物倒入白搪瓷盆内加水搅拌，待水面静止并澄清后，收集水面上的蚤类，装入盛有75%酒精的玻瓶内，做好记录和标记，带回实验室制作标本。也可以将巢穴内容物逐次倒入白搪瓷盆内直接进行检集。采集到的蚤装入盛有75%酒精的玻瓶内，做好记录和标记，带回实验室制作标本。

采集室内游离蚤：在室内布放粘蚤纸粘捕游离蚤，将粘捕到的蚤类用毛笔蘸取酒精自粘蚤纸上取下，放入盛有75%酒精的玻瓶内，做好记录和标记，带回实验室制作标本。

每次采集结束后均应规范填写蚤类监测采集记录表，按表内项目逐项填写，特别是保证生态学资料内容全面、准确无误。

二、标本制作

对采集的标本先做初步鉴定，然后用酒精浸泡或选取完整无损、有代表性的虫体制成标本，保存。

1. 浸泡标本制作

将采集的蚤类直接放入盛有75%酒精甘油的小玻瓶内密封，加贴标签或用铅笔书写好标签放入瓶内，保存。

2. 玻片标本制作

（1）腐蚀：将蚤标本放入10%氢氧化钾或氢氧化钠溶液浸泡腐蚀，在室温下腐蚀1～3天。见蚤体颜色由深棕色变为淡棕色，呈半透明时即可。如遇刚吸过血的蚤，腹内留有血块，则可在立体显微镜下用解剖针或昆虫针自蚤的第2、3腹节处刺破，加快腐蚀腹内残留物。

（2）中和：将腐蚀好的蚤用蒸馏水冲洗2次，放入1%冰乙酸溶液中，中和作用时间约2小时。然后再用蒸馏水浸泡1小时。

（3）脱水：将蚤移入酒精中逐级浸泡脱水，酒精浓度分别为50%、70%、95%和无水酒精，时间各为0.5～2小时。再移入苯酚与二甲苯等量溶液中浸泡0.5～1小时。

（4）透明：将脱水后的蚤体移入二甲苯透明1～24小时，再移至丁香油中1～24小时，使其进一步透明软化。

（5）封片：将透明好的蚤体放在载玻片中央，置于立体显微镜下。在蚤体上滴1小滴加拿大树胶，用小镊子拉直各足，摆正体位，使蚤的头向左、腿向下。每张玻片封藏1只或同种的1雌1雄，轻轻盖上盖玻片，用手指轻压盖玻片底边，然后将加拿大树胶从盖玻片上边的空隙滴加渗入，避免蚤移动时产生气泡。

（6）干燥：将封固好的标本置于40～50℃干燥箱内烘干3～4天。

（7）封边：在盖玻片四边用指甲油封闭。加贴标签，放入玻片标本盒内保存。在立体显微镜下对蚤类进行蚤种鉴定，计数各蚤种数量。对非常见蚤种，请专家指导鉴定。

浸泡标本的标签应用铅笔书写，放入盛蚤的玻瓶内或贴于瓶外壁上。玻片标本的标签与载玻片等宽，呈正方形，分为左右2张，左边填写蚤种中文名、拉丁文名称、性别、鉴定人，右边自上而下填写宿主名、采集人、采集地点和采集时间。每次标本制作结束后，均应规范填写记录表，做到内容全面、准确无误。

三、注意事项

采集、制作蚤类标本时，工作人员应做好个人防护，防止被叮咬感染。在鼠疫疫区采集蚤类标本时，工作人员须经过严格培训，合格后方可上岗工作。对采集到的蚤类标本应妥善保存处理。

第四节 蚊类标本制作

在蚊媒疾病疫区采集蚊类标本时，工作人员应做好个人防护，防止被叮咬感染，禁止吸烟、涂驱蚊剂。

一、样本采集

1.成蚊标本采集

（1）诱蚊灯诱捕法：在室外进行诱捕采集，将采集的蚊类毒死后计数，做好记录和标记，然后带回实验室进行标本制作。

（2）昆虫采集网网捕法：对一些使用诱蚊笼诱捕法无法诱捕的蚊类和不适合使用的场所，采用昆虫采集网网捕法进行采集，将采集的蚊类毒死后做好记录和标记，带回实验室进行标本制作。

（3）吸蚊枪吸捕法：对室内有成蚊停息活动的室内场所，采用吸蚊枪吸捕成蚊，将采集的蚊类毒死后做好记录和标记，带回实验室制作标本。

（4）双层叠帐法：在室外有蚊虫滋生栖息场所，采用人帐诱法进行采集，用手持电动吸蚊器械捕捉成蚊，放入毒瓶内毒杀，将采集的蚊类毒死后做好记录和标记，带回实验室进行标本制作。

2.蚊蚴及蛹标本采集

在蚊蚴滋生场所用水勺捞取或用吸管吸取蚊蚴和蚊蛹，装入水桶或瓶内带回实验室进行饲养；或将蚊蚴用50～60℃的热水杀死，使虫体伸直，然后放入盛有75%酒精的瓶内，做好记录和标记，带回实验室制作标本。

每次采集结束后均应规范填写蚊类监测采集记录表，按表内项目逐项填写，特别是保证生态学资料内容全面、准确无误。

二、标本制作

对采集或饲养的蚊类进行简要分类计数，选取完整无损、有代表性的蚊类制作标本。

（一）针插标本制作

（1）准备：用左手拇指和食指轻轻夹住软木块两侧，平放于玻璃桌面上。用右手拇指和食指捏住或用止血钳夹住微针中部，微针针尖自软木块上面中间中右1/4处垂直穿透，然后将软木块翻转过来，保持微针尾部与玻璃面垂直，轻压软木块，使微针针尖部分伸出，微针末端与软木块持平；选取3号昆虫针作为主针，自软木块另一端1/4处与微针反方向垂直穿透，直至主针末端。

（2）插针：将选好的成蚊标本放入平皿内，用昆虫针将其尽量拨至腹面向上，右手拇指和食指捏住软木块主针端两侧，保持微针针尖对准蚊体六足中间轻轻垂直插入，针尖不能穿透蚊体中胸背板。

（3）整姿：调整主针，使软木块停留于主针中上1/3处，主针在右，微针在左，虫体头部向前，用镊子轻轻拉直各足，将双翅向两侧面分别拉开，保持张开形状。

（4）干燥：将制好的标本放阴凉干燥处，待自然干燥后插入标本盒内。

（5）回软：干标本应放入回软器内回软，再按照上述步骤制作标本。回软所需时间根据蚊种体型大小和干燥程度而定，一般需2～4小时。

（二）玻片标本制作

1.成蚊尾器玻片标本制作

（1）腐蚀：对于一些需解剖尾器鉴定的蚊种，用剪刀垂直剪下尾器，放入10%氢氧化钾或氢氧化钠水溶液内浸泡腐蚀24～48小时，或加热煮沸5分钟进行腐蚀。

（2）中和：将标本移入加有1～2滴乙酸的酸性水中，中和残留的氢氧化钾或氢氧化钠，然后逐次用蒸馏水浸泡清洗2～3遍。

（3）脱水：移入75%酒精脱水30分钟，再移入85%、95%、100%酒精中各脱水20分钟。

（4）封片：将脱水后的标本取出放在载玻片中间部位，使虫体背面朝上，头部朝前，加1滴树胶，摆正标本。待标本稍干固定后，再加适量树胶完全覆盖标本，稍干后将盖玻片放在上面，轻轻压平标本。

（5）干燥：制好的玻片标本放阴凉处自然干燥或用烤箱（60～70℃）烤干。

（6）封边：在盖玻片四边用指甲油封闭。贴上标签，放入玻片标本盒内保存。

2. 蚊蚴玻片标本制作

（1）脱水：选取4龄蚊蚴移入75%酒精中脱水10分钟，再先后移入95%和无水酒精中各脱水30分钟。

（2）封片：将脱水后的标本取出放在载玻片上，使虫体背面朝上，头部向前，用手术刀从中部横向切断，摆正位置，将下半段置于上半段右边，与头部平齐，呼吸管向里，待酒精挥发后，在标本上面滴加一滴加拿大树胶完全覆盖标本，稍干后将盖玻片放在上面，轻轻压平标本。

（3）干燥：制好的玻片标本放阴凉处自然干燥或用烤箱（60～70℃）烤干。

（4）封边：在盖玻片四边用指甲油封闭。贴上标签，放入玻片标本盒内保存。

3. 浸泡标本制作

对采集的蚊蚴和蛹标本可直接放入盛有75%酒精的小玻瓶内，密封，加贴标签或用铅笔书写好标签放入瓶内，保存。

在立体显微镜下对采获的蚊类进行蚊种鉴定，计数各蚊种数量。对非常见蚊种，请专家指导鉴定。鉴定后将种名（包括拉丁文名称）、性别、采集地点、采集日期填入标签。针插标本的标签插在标本下方，用三级板逐一固定不同高度；玻片标本的标签与载玻片等宽，呈正方形，将标签贴在载玻片的左端。每次标本制作结束后均应规范填写记录表，做到内容全面、准确无误。

第五节　蝇类标本制作

一、标本采集

成蝇可用诱蝇笼诱捕法、昆虫采集网网捕法和室内毒饵毒杀法进行采集。采用诱蝇笼诱捕法在室外进行诱捕采集，将采集的蝇类毒死后计数，做好记录和标记，然后带回实验室进行标本制作。对一些使用诱蝇笼诱捕法无法诱捕的蝇类和不适合使用的场所，采用昆虫采集网网捕法进行采集，将采集的蝇类毒死后做好记录和标记，带回实验室进行标本制作。在有成蝇活动的室内场所采用毒饵毒杀成蝇，采集被毒杀的成蝇，做好记录和标记，带回实验室制作标本。

蝇蛆采集方法：在蝇蛆滋生地划出一定面积（30厘米^2×30厘米^2），取表面至10毫米深处全部滋生物，摊开，拣出全部蝇蛆，进行分类、鉴定、计数，用水洗净外表后投入沸水中杀死，再放入75%酒精瓶内，带回实验室制作标本。

注意：每次采集结束后，均应规范填写蝇类监测采集记录表。

二、标本制作

对采集的样本进行简要分类计数，选取完整无损、有代表性的样本制作标本。可制成针插标本和玻片标本。

1.针插标本制作

根据成蝇体型大小选取适宜型号的昆虫针，用左手拇指和食指轻轻夹住蝇中胸两侧，右手拇指和食指捏住昆虫针中上1/3处，针尖自中胸背板中线右侧插入，从腹面六足中间插出，成蝇停留于昆虫针中上1/3处。用镊子轻轻拉直各足，将双翅向两侧面分别拉开，保持张开形状。雄性麻蝇应将尾器拉出固定。将制好的标本放于阴凉干燥处，待自然干燥后插入标本盒内。干标本应放入回软器内回软后，再按照上述步骤制作标本。回软所需时间根据蝇种体型大小和干燥程度而定，一般需4～12小时。

2.玻片标本制作

（1）成蝇尾器玻片标本制作。对于一些需解剖尾器鉴定的蝇种，用剪刀垂直剪下尾器，放入10%氢氧化钾或氢氧化钠水溶液内浸泡腐蚀24～48小时，或加热煮沸5分钟进行腐蚀。将标本移入加有1~2滴乙酸的酸性水中，中和残留的氢氧化钾或氢氧化钠，然后逐次用蒸馏水浸泡清洗2~3遍。移入75%酒精脱水30分钟，再依次入85%、95%、100%酒精中各脱水20分钟。将脱水后的标本取出。

封片：将脱水后的标本取出放在载玻片中间部位，背面朝上，头部朝前，加1滴树胶，摆正标本。待标本稍干固定后再加适量树胶完全覆盖标本，稍干后将盖玻片放在上面轻轻压平标本。

干燥：制好的玻片标本放阴凉处自然干燥或用60~70℃烤箱烤干。

封边：在盖玻片四边用指甲油封闭。与所剩余的标本编为同一个编号，贴上标签，放入玻片标本盒内保存。

（2）蝇蛆玻片标本制作。①龄、②龄幼虫经处理后把后端折过来后气门朝上，采用整体封片制成玻片标本。③龄幼虫可切头、尾、躯3部分，躯包括1~7腹节沿背部中央纵线剪开摊平后，与头、尾封在同一玻片上，其他制作方法、程序同成蝇器玻片标本制作。

浸泡标本制作：可将无需制成玻片的成蝇尾器和蝇蛆标本直接放入盛有75%酒精的小玻瓶内密封，加贴标签或用铅笔书写好标签放入瓶内后保存。

蝇种鉴定：在立体显微镜下对采获的蝇类进行蝇种鉴定，计数各蝇种数量，对非常见蝇种请专家指导鉴定。

填写标签：鉴定后将种名（包括拉丁文名称）、性别、采集地点、采集日期填入标签。针插标本标签插在标本下方用三级板逐一固定不同高度；玻片标本标签与载玻片等宽，呈正方形，将标签贴在载玻片的左端。

填写记录表：每次标本制作结束后均应规范填写记录表，做到内容全面，准确无误。

第六节　蟑螂标本制作

一、需要的工具

1.双目立体显微镜

双目立体显微镜主要用于观察虫体形态特征、分类鉴定、解剖虫体及观察内部构造等。另外，在做针插标本及玻片标本时也要用。总之，立体显微镜在标本制作工作是非常重要的工具。

2. 昆虫针

昆虫针是专门用于插昆虫标本的，针的规格为0～5号（特殊情况用00号），号数越大则表示针越粗。除二重针细而短小外，其余均为4厘米长。大蠊种类多选用5号针，小蠊种类多选用3号针。

3. 三级台

做针插标本时最好要有三级台。用三级台做出的针插标本，虫体、标签等整齐美观，不易损伤虫体。三级台可用木板或软木块制作，将三层板粘在一起即成三级台，每级台高0.8厘米，第一级台长12厘米，第二级台长8厘米，第三级台长4厘米，每级台面中央有一小孔，二级台面的中央小孔直通底面，三级台宽4厘米，总台高2.4厘米。

玻璃标本标签：标本编号、中文名、拉丁文名称、虫期、采集时间、采集地点、采集人。

4. 展翅板

展翅板是伸展昆虫翅膀时用的工具，可用较软的木板制作。展翅板中部是一个沟槽，沟槽底部有一层软木板，沟槽两侧有两块板，其可以自由移动，根据虫体的大小可随时变动沟槽的宽度，调到合适的位置固定。

展翅前先将蟑螂用昆虫针顺前胸背板后缘中部插入，并将针固定在沟槽底部软木板上，然后用解剖针将蟑螂双翅轻轻分开，使双翅平放在沟槽两侧的木板上，调到合适的位置，再用纸条将双翅分别压在木板上，然后用昆虫针将纸固定，待虫体干燥后取下。

5. 回软器

对于没经针插而长期保存的标本和从外地寄来的标本，因时间过久，虫体变硬，其触角和足等很容易在做针插标本时被碰掉，所以在针插前先将虫体回软一下，再制作。回软器就有能使干硬的虫体回软的作用，可用干燥器来做。做法是在干燥器底部放一层清洁潮湿的沙子，上面滴几滴苯酚，以防标本发霉，然后将标本放在隔板上，把盖盖好，待虫体回软后即可取出制作标本。

二、常用标本制作方法

1. 针插标本

制作针插标本，首先要挑选虫体完整而清洁的蟑螂，然后根据虫体的大小选用3～5号昆虫针，用昆虫针由虫体的背面，在紧靠前胸背板后缘中央处插入。制作时应在三级台上进行，昆虫应放在昆虫针上1/3处，然后用镊子把虫体各部位调整到自然状态。

2. 液浸标本

蟑螂的卵荚、若虫、成虫均可用液浸法来保存。将卵荚、若虫、成虫放入盛有保存液的标本瓶或指形管中，然后将口封严，便成为液浸标本，可长期保存。保存液是用具有防腐性能和固定昆虫组织作用的化学药物配成的，种类较多，比较经济和常用的有以下两种：

（1）酒精配液：酒精即乙醇，是无色透明液体，如混有杂质，常呈现出黄、紫色，易挥发燃烧，有较强的渗透和脱水作用，容易使被浸标本收缩变硬。

（2）福尔马林配液：福尔马林即为甲醛水溶液，是一种无色澄清、有刺激性气味的液体。市售的福尔马林含40%的甲醛、60%的水和少许杂质。福尔马林的渗透能力没有酒精强，对皮质厚的标本，药液不易浸透，保存标本内部因没浸入药液往往容易腐败。

3. 玻片标本

做玻片标本的目的是更详细地观察虫体细微构造特征以及长期保存标本。玻片标本之所以能长期保存，是因为标本经脱脂、脱水后被封在胶里，与外界空气隔绝，不受外界温度、湿度、霉菌等影响。

（1）水洗：因做玻片标本的蟑螂来源不同，所以首先要给以水洗处理，目的是除去虫体身上的杂质及其他物质。如用液浸的蟑螂来做玻片标本，首先应将液浸蟑螂放入水中浸洗半小时，中间再换一次水。如用干燥的或新杀死的蟑螂来做，应先用70%的酒精浸湿虫体后再放入水中，否则虫体在水面上不易下沉。如果用开水刚烫死的蟑螂，不需要再水洗，可直接进行脱脂。

（2）脱脂：把水洗后的蟑螂放入10%的氢氧化钠或氢氧化钾的水溶液中进行脱脂。脱脂所需的时间要根据虫体大小、虫体内脂肪的多少而定。一般雌虫的脱脂时间要长于雄虫，虫体大的要长于虫体小的。脱脂时间一般需1天以上，但要经常观察，以免脱脂时间过长。

（3）清洗：经脱脂后的蟑螂，一定要用清水冲洗，最好用蒸馏水洗，一般洗3次即可，再用5%的醋酸溶液洗1次，最后再用清水洗1次，其目的是把虫体内的碱洗净，否则碱液留在虫体内会继续起腐蚀作用。

（4）脱水：经脱脂后的虫体可进行染色，但做蟑螂玻片标本不需要染色，故经清洗后的蟑螂可进行脱水。脱水是要将虫体内的水分除掉。脱水的方法是将虫体依次通过60%、70%、80%、90%、95%、100%各级酒精，虫体在各级酒精浸泡时间为15～30分钟。

（5）透明：经脱水后的虫体，可放入二甲苯或水杨酸甲酯中透明，约10分钟后即可。但蟑螂标本一般不需透明，所以经脱水后的虫体可直接封片。

（6）封片：将脱水后的标本用镊子或小吸管移到载玻片上，调到适当的位置，在标本上滴适量的加拿大树胶，滴胶量要根据标本大小决定。然后用解剖针将标本摆正位置和姿势，如果标本很小，需在立体显微镜下进行，最后加盖玻片即可。封片用的胶，除加拿大树胶外，还可用中性树胶。

（7）干燥：刚做好的玻片标本，往往会在标本内或胶内出现小的气泡，所以要认真检查，如发现标本内或胶内有气泡，可在酒精灯下慢慢加热以排除气泡，但不可过急过热。如发现胶液减少，要及时补上。经检查没问题后，可将玻片标本移入烤箱内烘干，也可自然晾干，待胶干后贴上标签。

三、注意事项

（1）针插标本做好后，需放标本盒内长期保存。要想让针插标本长期保存，必须做好防虫、防霉、防潮等工作，否则标本很容易损坏。

常用的防虫剂有樟脑球和樟脑精，防霉剂可用苯酚或樟脑混合剂。樟脑混合剂的配制方法：樟脑精6份、木溜油1份、氯仿1份、石油1份均匀混合即成。把此液放在水瓶内或浸泡在纱布卷内，固定在木盒四周，既可防虫又可防霉。防潮可用生石灰。另外，标本盒要放在干燥的房间内，以免受潮，还要避免阳光直射标本，因阳光经常照射标本，会使标本变色。为保持标本干燥，在梅雨季节最好不要打开标本盒。

（2）液浸标本所用的药液均易挥发，必须注意补充药液。如果发现标本瓶内的药液变色或液面出现毛霉，要及时更换新药液，以保持其有效作用。另外，在瓶内或管内盛装的标本不宜过多，药液也不宜装得太满，一般装到瓶或管的2/3即可，但要盖过标本。药液不要碰到瓶盖。

第六章　各类传染病流行期间病媒生物控制

一、鼠疫

鼠疫在传染病分类中属于甲类传染病，也是一种自然疫源性疾病，其病原体为鼠疫耶尔森氏菌。该菌离开宿主后，对外环境的适应性较差，存活能力差，环境中一旦有合适的新宿主，则迅速繁殖，毒力非常强。

鼠疫传染源主要是染疫动物，包括啮齿动物、野生食肉类动物和肺鼠疫患者。鼠疫的传播途径除跳蚤叮咬外，还可以通过直接接触和空气飞沫传播，故消毒在其预防中具有重要意义。病媒生物应急处置中，防鼠灭鼠和防蚤灭蚤是关键。

1. 疫点设置和警戒区划分

以病人住所或出现不明原因多数量死鼠点位为中心，半径200米的范围为疫点，疫点以外半径300米的范围为警戒区。或按照有关部门确定的大、小隔离圈作为疫点范围。大型活动以活动场所为中心向外延伸500米范围为控制区。

2. 病媒生物的调查

了解疾病和媒介的基本情况。主要了解处理范围内的鼠类可能存在和活动的场所，处理范围内居民、单位数量和分布的情况，外环境河道、绿化、农田等分布情况。

3. 应急监测

参照鼠类常规监测方案，进行适宜的病媒生物密度监测，了解鼠类发生情况，确定防制范围和防制强度，实施监测指导下的病媒生物应急控制。采用夹（笼）夜法、粘鼠板法、粉迹法、鼠迹法、盗食法监测鼠密度。上述各种监测方法见《病媒生物密度监测方法　鼠法》（GB/T 23798—2009）。根据鼠洞密度和群众反映，可间接推测鼠情。

4. 控制

（1）灭鼠。① 范围：疫点和警戒区或活动控制区。按照不同疾病确定控制重点，如出血热为室内、农田、宅周，钩端螺旋体为河道两侧等。鼠疫要进行全方位灭鼠、灭蚤。② 投放鼠药：室内灭鼠将毒饵投放在鼠道和鼠的活动区域；外环境灭鼠应在重点行业四周、垃圾房、破损的下水道、鼠洞附近投放毒饵；野外灭鼠应重点在鼠洞周围和鼠道附近投放毒饵。室内外毒饵都应当以容器投放，并设置醒目的警示标志。

（2）个人防护。进行控制处理的人员应穿戴工作服、口罩、帽子和橡胶手套，进行鼠疫疫点疫区控制的要穿戴防鼠疫服（五紧服）、防护口罩和眼镜，穿长筒胶鞋，戴橡胶手套。工作结束后应按规定进行消毒。

（3）鼠尸处理。发现死鼠应先喷洒杀虫剂灭鼠体寄生虫，再用镊子将其放在密封塑料袋中，禁止裸手操作。死鼠统一进行焚烧或深埋等无害化处理。

（4）做好灭蚤工作。可用杀虫剂对周围环境进行处理，使用剂量见药品说明书。

5. 疫点和疫区消毒

鼠疫疫点和疫区消毒原则参考《疫源地消毒总则》（GB 19193—2015）：

（1）室内环境表面与空气的消毒。可用含有效氯或有效溴1 000～2 000毫克/升的消毒液，或2 000～5 000毫克/升的过氧乙酸溶液，按300毫升/米^{2}对病人居室内进行喷雾消毒；也可使用季铵盐类消毒剂或酚类消毒剂等进行消毒。肺鼠疫可用上述消毒剂浓度及剂量，对小隔离圈内房屋全面进行喷雾消毒；对室内空气，将过氧乙酸稀释成5 000～10 000毫克/升水溶液，过氧乙酸量按1克/米^{3}计算，在60%～80%相对湿度、室温下加热蒸发，熏蒸消毒2小时。

（2）污染用具的消毒。对污染的一般耐热耐湿物品，如被罩、食具、茶具、玩具等可煮沸15分钟，蒸汽或压力蒸汽按常规消毒；用含有效氯或有效溴1 000～2 000毫克/升消毒液浸泡消毒1～2小时。对不耐热或不耐湿的物品，如棉絮、棉衣裤、皮张、毛制品等应送专业消毒站消毒处理。

（3）排泄物、分泌物的消毒。患者的排泄物、分泌物、呕吐物等应用专门容器收集，用含有效氯20 000毫克/升消毒液，按粪、药比例1∶2浸泡消毒2小时；若有大量稀释排泄物，应用含有效氯70%～80%漂白粉，按粪、药比例20∶1充分搅匀，消毒2小时。

（4）其他污染物品的消毒。对污染的含水分高的食物，应加热消毒后废弃；对污染的干燥食物或粮食须加热消毒后废弃。污染的垃圾、生活废物，以及猫、狗窝垫草等应焚烧以杀灭病原体。

（5）尸体处理。因患鼠疫死亡的病人尸体，应由治疗病人的医疗机构或当地疾病预防控制机构负责消毒处理。首先用5 000毫克/升过氧乙酸溶液或5 000毫克/升有效氯消毒液浸泡过的棉花堵塞口、耳、鼻、肛门、阴道等自然孔穴，再用上述消毒液喷洒全尸，然后用浸泡过上述消毒液的被单或其他布单严密包裹尸体后，立即就近火化；不具备火化条件的农村、边远地区或民族地区，可选择离居民点500米以外、离饮用水源50米以外的地方，将尸体在地面2米以下深埋，坑底及尸体周围垫撒3~5厘米厚的漂白粉。

（6）室内外环境处理。对被鼠疫患者污染的室内外环境应进行消毒、灭鼠、灭蚤处理，并捕杀染病动物。

二、霍乱

霍乱是由霍乱弧菌引起的烈性肠道传染病，属于甲类传染病，多见于夏、秋季。流行时有大量健康带菌者。病人与带菌者均可以传播病菌，为传染源。霍乱可通过接触和饮水传播，因此受到污染的水和食物、苍蝇等都可能造成传播，人群普遍易感。

在开展消毒的同时应开展防蝇灭蝇及灭蟑螂的工作。应急监测与处理方法参考第四章第二节。

霍乱疫点和疫区消毒原则参考GB 19193-2015：

（1）患者排泄物、分泌物等的消毒。稀便与呕吐物消毒按稀便及呕吐物与消毒剂以10∶1的比例加入漂白粉（含有效氯25%~32%）；成形粪便按粪、消毒剂比例1∶2加入含有效氯10 000~20 000毫克/升含氯消毒液，经充分搅拌后，作用2小时；干燥排泄物处理前应适量加水稀释浸泡软化后，再按成型粪便消毒。

（2）环境表面的消毒。污染的房间、厕所、走廊等表面，应先消毒，再清除明显的排泄物；对泥土地面，还应刮去污染表土（另行消毒），再用含有效氯2 000~5 000毫克/升消毒剂或5 000毫克/升过氧乙酸消毒；对非泥土地面，用含有效氯1 000~2 000毫克/升消毒剂或2 000毫克/升过氧乙酸消毒；其用量按地面性质不同而异，一般最低用量为100~200毫升/米²，最高可用1 000毫升/米²，以喷洒均匀、透湿、不流水为限。

（3）用具的消毒。对耐热、耐湿物品，如棉织物、金属、陶瓷、玻璃类物品，用加热煮沸15分钟或压力蒸汽灭菌，也可用含1 000毫克/升有效氯的消毒剂浸泡1~2小时，也可使用季铵盐类消毒剂等进行消毒。对不耐热、不耐湿物品，如书籍、文件、字画、污染的棉絮、皮毛制品、羽绒制品等，可用环氧乙烷消毒柜处理。对耐湿物品，如各种塑料制品、用具、容器、人造纤维织物等，可用含有效氯1 000~2 000毫克/升消毒液或2 000毫克/升过氧乙酸液浸泡30分钟或擦拭表面消毒。对污染的精密仪器、家电设备等物品可用乙醇、季铵盐类消毒剂擦拭消毒。

（4）餐饮具的消毒。患者用后的餐饮具应煮沸消毒30分钟以上，或用流通蒸汽消毒30分钟。也可置于0.5%过氧乙酸溶液或250～500毫克/升二溴海因溶液或含250～500毫克/升有效氯消毒剂中浸泡30分钟以上，再用清水洗净。

（5）饮用水的消毒。集中式供水，出厂水余氯量不得低于0.5毫克/升，末梢水余氯量不得低于0.05毫克/升。分散式供水，如直接从江、河、渠、塘、井取用水，应在盛水容器内按每升水加入1～5毫克有效氯消毒剂进行消毒，要求作用30分钟后，余氯量应达0.5毫克/升。

（6）污水的消毒。可采用次氯酸钠、液氯、二氧化氯、臭氧消毒污水。污水排放标准按《医疗机械水污染物排放标准》（GB 18466—2005）执行；若污水已排放出去，应对污水沟进行分段截流加氯消毒。常用药物及浓度应根据污水有机物含量投加含20～50毫克/升有效氯消毒剂，作用1.5小时后，余氯应大于6.5毫克/升。

（7）尸体的处理。参照鼠疫尸体处理方法执行。

三、登革热

登革热是登革热病毒经蚊媒传播引起的急性虫媒传染病。登革热病毒感染后可导致隐性感染、登革热、登革出血热。登革出血热在我国少见。典型的登革热临床表现为起病急骤，高热，头痛，肌肉、骨关节剧烈酸痛，部分患者出现皮疹、出血倾向、淋巴结肿大、白细胞计数减少、血小板减少等。本病主要在热带和亚热带地区流行，我国广东、香港、澳门等地是登革热流行区。由于本病由伊蚊传播，故流行有一定的季节性，一般在每年的5—11月，高峰在7—9月。在新流行区，人群普遍易感，但发病以成人为主；在地方性流行区，发病以儿童为主。

防蚊灭蚊是预防本病的根本措施。发生登革热本地流行时，要做好媒介伊蚊的应急监测和控制工作。具体做法参照第四章第一节。

四、细菌性痢疾

细菌性痢疾的病原体为痢疾杆菌。病人和病原体携带者为该病主要传染源。该病由被含有病原体的粪便直接或间接污染的水、食物、饮料等，经粪—口途径传播，也可经由携带该类病原体的苍蝇、蟑螂等污染食物而传播。

消毒是防止疾病传播的有效手段，同时应开展防蝇、灭蝇及灭蟑螂的工作，具体方法参考霍乱。

细菌性痢疾疫源地消毒原则参考GB 19193—2015经消化道传播的乙、丙类传染病疫源地消毒原则：

（1）室内环境表面的消毒。用含1 000～2 000毫克/升有效氯或2 000毫克/升过氧乙酸消毒溶液依次做喷雾消毒，用量为200～300毫升/米²；对抵抗力较低的细菌繁殖体，也可使用季铵盐类和酚类消毒剂进行消毒；有芽孢污染时，应使用含5 000毫克/升有效氯或5 000毫克/升过氧乙酸消毒溶液喷雾消毒。

（2）被污染饮食用具的消毒。煮沸消毒15分钟，或用含250毫克/升有效氯消毒液浸泡30～60分钟。

（3）饮用水的消毒。饮用水消毒后应符合《生活用水卫生标准》（GB 5749—2022）的要求。

（4）污水的消毒。被污染的水，有污水处理设施的，应达到GB 18466—2005要求后排放；没有污水处理设施的，可加入含氯消毒剂消毒90分钟，余氯量应达到6.5毫克/升。

（5）被污染物品、用具等的消毒。处理方法参考霍乱。

（6）剩余食物的消毒。患者的剩余食物煮沸1小时或焚烧，可疑食物不得饲养家畜。

（7）排泄物、分泌物等的消毒。排泄物、分泌物等消毒后必须达到无害化。消毒方法参考鼠疫。

（8）病人尸体的处理。病人尸体经严密包裹后立即火化或深埋。

五、流行性出血热

流行性出血热是一种常见的自然疫源性疾病，主要病原体为汉坦病毒。人普遍易感，动物感染后一般不发病，为健康状态携带病毒。

病毒存在于多种宿主，我国主要传染源有野栖型黑线姬鼠和以家栖为主的褐家鼠，林区以大林姬鼠为传染源。人较少成为传染源。主要的传播途径可经携带病毒的鼠咬或革螨、恙螨、蚤、蚊叮咬传播，也可垂直传播，还可经感染动物的排泄物（尿、粪）、分泌物（唾液）和血等污染空气、尘埃、食物和水后再经呼吸道、消化道、伤口接触感染给人。

疫区应开展杀虫、灭鼠。搜集的鼠尸和染疫的实验动物，应就近火焚，或掩埋地下，具体方法参考鼠疫应急处理。

六、钩端螺旋体病

钩端螺旋体病简称钩体病，是由致病性钩端螺旋体（简称钩体）所引起的急性动物源性传染病。该病几乎遍及世界各地，我国的绝大部分地区有该病散发或流行。鼠和猪是主要传染源，经皮肤和黏膜接触含钩体的疫水而感染。主要临床特征：早期为钩端螺旋体血症，中期为各脏器损害和功能障碍，后期为各种变态反应性后发症，重症患者有明显的肝、肾、中枢神经系统损害和肺弥漫性出血，甚至危及生命。

钩体的动物宿主相当广泛，鼠类和猪是主要的贮存宿主和传染源。鼠类是我国南方稻田型钩体病的主要传染源。猪是我国北方钩体病的主要传染源，易引起洪水型或雨水型流行。犬的带菌率也较高，是造成雨水型流行的重要传染源。犬所带钩体主要是犬群，其毒力较低，所致钩体病较轻。牛、羊、马等亦能长期带菌，但其传染源作用远不如猪和犬重要。人带菌时间短，排菌量小，人尿为酸性，不适宜钩体生存，作为传染源的意义不大。

预防本病最好采取综合性预防措施，改善环境和预防接种是控制钩体病流行和减少发病的关键。疾病流行期间的病媒防制主要是做好灭鼠工作，采取各种有效办法，尽力消灭田间鼠类，同时也要消灭家舍鼠类，具体做法参照第四章第三节。此外，应做好猪、犬管理。

七、流行性斑疹伤寒

流行性斑疹伤寒又称虱传斑疹伤寒，是由普氏立克次体（*Rickettsia prowazekii*）引起，通过人虱传播的急性传染病。临床上以急性起病、稽留高热、剧烈头痛、皮疹与中枢神经系统症状为主要特征。病程2~3周，40岁以上患者病情相对较重。患者是唯一的传染源。自潜伏期末至热退后数日，患者的血液中均有病原体存在。病程第1周传染性最强，一般不超过3周。

人虱是本病的传播媒介，以人体虱为主，人头虱次之。当虱叮咬患者时，病原体随血入虱肠，侵入肠壁上皮细胞内增殖，约5天后细胞胀破，大量立克次体溢入肠腔，随虱类排出，或因虱体被压碎而散出，可通过搔痒的抓痕侵入人体。虱粪中的立克次体偶可随尘埃经呼吸道、口腔或眼结膜感染人。虱习惯生活于29℃左右的环境中，当患者发热或死亡后即转移至健康人体而造成传播。

本病流行与人虱密切相关，故多发生于寒冷地区的冬、春季节。发生战争、灾荒及卫生条件不良时易引起。

发现患者后，须同时对患者及接触者进行灭虱，并在7~10天后重复一次。早期隔离患者，灭虱治疗。灭虱、洗澡、更衣后可解除隔离。对密切接触者，医学观察21天。虱处理参照第四章第六节。

八、地方性斑疹伤寒

地方性斑疹伤寒亦称鼠型斑疹伤寒，是由莫氏立克次体（*Rickettsia moseri*）引起，以鼠蚤为媒介传播的急性传染病。其临床特征与流行性斑疹伤寒相似，但症状较轻，病程较短，病死率低。

家鼠为本病的主要传染源。以鼠—鼠蚤—鼠的循环形式在鼠间传播。鼠蚤在鼠死亡后离开鼠体，叮咬人而使人受感染。此外，患者及牛、羊、猪、马、骡等有可能作为传染源。灭鼠、灭蚤为重要措施。具体参照第四章第三节。

九、莱姆病

莱姆病是伯氏疏螺旋体通过硬蜱虫叮咬人而传播的自然疫源性疾病。本病病程长，临床上以发热、头痛、乏力、慢性游走性红斑、关节炎、心脏异常、神经系统受损等多脏器、多系统受损为主要表现。该病为蜱媒传染病，硬蜱是主要的传播媒介，在我国的主要传播媒介是全沟硬蜱和嗜群硬蜱。此外，蚊、马蝇和鹿蝇等可成为本病的传播媒介。感染早期的患者血中存在伯氏疏螺旋体，也可传播本病。伯氏疏螺旋体是通过硬蜱的吸血活动等传播到人和动物的。另外，莱姆病在人、牛、马、鼠等动物中也可通过胎盘垂直传播；动物与动物间可通过尿液相互感染，甚至可以传染给接触密切的人；皮下注射及输血也可能引起本病的传播。

莱姆病的预防应采用环境防护、个体防护和疫苗注射相结合的综合措施。应加强卫生宣教，搞好环境卫生，清除驻地及生产地区环境及道路的杂草和枯枝落叶，防止蜱类滋生。进入森林、草地等疫区的人员要做好个人防护，可穿防护服，扎紧裤脚、袖口、颈部等。裸露部位可搽防蚊油或全身喷洒驱蜱剂，防止硬蜱叮咬。

十、发热伴血小板减少综合征

发热伴血小板减少综合征是近年发现的新型急性传染病。该病是由一种新型布尼亚病毒引起，经蜱虫传播的自然疫源性疾病。临床主要表现为发热并伴有血小板减少，少数患者病情较重且进展迅速，可因多脏器功能衰竭而死亡。截至2011年年底的监测和调查结果显示，病例多发生于4—10月，以青壮年居多。

该病主要传染源和保存宿主是啮齿目的小鼠。在我国以黑线姬鼠、大林姬鼠、黄鼠、褐家鼠等为主。此外，还发现鹿、兔、狗等30余种哺乳动物和49种鸟类可作为该病的保存宿主。

鼠类综合防制参照第四章第三节有关内容。

十一、甲型肝炎和戊型肝炎

甲型肝炎病毒与戊型肝炎病毒分别为两种疾病的病原体，这两种肝炎均以粪—口传播为主，亦有经血或密切接触而感染。粪便污染食物或水源可造成该病的流行。污染贝类（如牡蛎、蛤、贻贝与毛蚶）未经加工煮熟食用，可感染该病。

消毒时可参考GB 19193—2015中的消毒原则，同时应开展防蝇、灭蝇及灭蟑螂的工作，具体方法参考第四章第二、四节有关内容。

十二、黄热病

该病在非洲和南美洲的热带和亚热带呈地方性流行。黄热病是由黄热病毒引起，主要通过伊蚊叮咬传播的急性传染病。临床以高热、头痛、黄疸、蛋白尿、相对缓脉和出血等为主要表现。黄热病由于死亡率高及传染性强，已纳入WHO规定之检疫传染病之一。

防蚊、灭蚊是预防该病的根本措施。蚊虫的应急处理参照第四章第一节有关内容。

十三、恙虫病

恙虫病又名丛林斑疹伤寒是由恙虫病东方体引起的一种急性自然疫源型传染病。鼠类是主要的传染源。本病通过恙螨幼虫叮咬传播给人。临床上以叮咬部位焦痂或形成溃疡、发热、皮疹、淋巴结肿大、肝脾肿大以及周围血液细胞数减少等为特征。

鼠类是主要传染源。我国广东省的市、镇以家鼠为主，而农村以社鼠、黄毛鼠为主。此外，兔、猪、猫和家禽等也能感染本病。人患本病后，虽然血液中也有恙虫病东方体，但被恙螨幼虫叮咬的可能性极小，故患者作为传染源的意义不大。

恙螨是本病的传播媒介，也是恙虫病东方体的原始贮存宿主。能传播本病的恙螨有数十种，在我国最主要的是地里纤恙螨和红纤恙螨。恙螨的生活周期包括卵、幼虫、蛹、稚虫和成虫5期，其中只有幼虫是寄生性。当人在疫区的草地上工作、活动时，易被带有病原体的幼鼠类传染。在野外工作、活动时，必须扎紧衣袖口和裤脚口，并可涂上防虫剂，如邻苯二甲酸二苯酯或苯甲酸苄酯，不要在草地上坐卧。

病媒生物控制方法主要是灭鼠和灭恙。具体做法见第四章第三、六节。

十四、流行性乙型脑炎

流行性乙型脑炎是由乙型脑炎病毒引起的以脑实质炎症为主要病变的中枢神经系统急性传染病。本病经蚊传播，常流行于夏、秋季，主要分布于亚洲。临床上以高热、意识障碍、抽搐、病理反射及脑膜刺激征为特征，病死率高，部分病例可留有严重后遗症。

乙脑是人兽共患的自然疫源性疾病，人与许多动物（如猪、牛、马、羊、鸡、鸭、鹅等）都可成为本病的传染源。人被乙脑病毒感染后，可出现短暂的病毒血症，但病毒数量少且持续时间短，所以人不是本病的主要传染源。动物中的家畜、家禽和鸟类均可感染乙脑病毒，特别是猪的感染率高，仔猪经过一个流行季节几乎100%受到感染，感染后血中病毒数量多，病毒血症期长，加上猪的饲养面广，更新率快，因此猪是本病的主要传染源。病毒通常在蚊—猪—蚊等动物间循环。一般在人类乙脑流行前1～2个月，先在家禽中流行，故检测猪的乙脑病毒感染率可预测当年在人群中的流行趋势。亦有报道从蝙蝠中分离出乙脑病毒，认为蝙蝠可作为本病的传染源和长期贮存宿主。乙脑主要通过蚊叮咬而传播。库蚊、伊蚊和按蚊的某些种都能传播本病，而三带喙库蚊是主要传播媒介。三带喙库蚊在我国分布广泛，是最重要的蚊种之一，对人畜危害大。近年来，我国北方及云南先后从三带喙库蚊中分离到数十株乙脑病毒，是带病毒率最高的蚊种。在家禽的圈里，这种蚊最多，当它们叮咬感染乙脑病毒的动物尤其是猪后，病毒进入蚊体内迅速繁殖，然后移行至唾液腺，并在唾液中保持较高浓度，经叮咬将病毒传给人和动物。由于蚊可携带病毒越冬，并且可经卵传代，所以蚊不仅为传播媒介，也是长期贮存宿主。此外，被感染的候鸟、蠛蠓、蝙蝠也是乙脑病毒越冬宿主。乙脑在热带地区全年均可发生，在亚热带和温带地区有严格的季节性，80%～90%的病例集中在7月、8月、9月，这主要与蚊繁殖、气温和雨量等因素有关。

防蚊和灭蚊是预防乙脑病毒传播的重要措施。应消灭蚊滋生地，灭越冬蚊和早春蚊，重点做好牲棚（特别是猪圈）等场所的灭蚊工作，减少人群感染机会，使用蚊帐、蚊香，涂擦驱蚊剂等措施防止蚊叮咬。

十五、回归热

回归热是由回归热螺旋体经虫媒传播引起的急性传染病，临床特点为周期性高热伴全身疼痛、肝脾肿大和出血倾向，重症可有黄疸。根据传播媒介不同，可分为虱传回归热（流行性回归热）和蜱传回归热（地方性回归热）2种类型。

虱传回归热的预防应注意隔离患者，并彻底灭虱。热退后需继续观察15日。接触者亦应彻底灭虱，必要时口服多西环素预防发病。

蜱传回归热的预防应灭蜱、灭鼠。灭蜱可用马拉硫磷或敌敌畏喷洒，灭鼠可用药物毒杀及捕打等方法。在疫区执行任务时应注意个人防护，必要时口服多西环素或四环素预防发病。

十六、疟疾

疟疾是经按蚊叮咬或输入带疟原虫者的血液而感染疟原虫所引起的虫媒传染病。寄生于人体的疟原虫共有4种：间日疟原虫、三日疟原虫、恶性疟原虫和卵形疟原虫。在我国主要是间日疟原虫和恶性疟原虫；其他2种少见。近年偶见国外输入的一些病例。不同的疟原虫分别引起间日疟、三日疟、恶性疟及卵形疟。本病主要临床表现为周期性规律发作，全身发冷、发热、多汗，长期多次发作后，可引起贫血和脾肿大。

蚊虫防制参照登革热应急处理的有关内容。

十七、裂谷热

裂谷热是由裂谷热病毒引起的，经蚊类媒介或接触传播的急性病毒性人畜共患病，主要影响的是动物，但也能传染人。初始症状有发热、头痛、疲劳、关节和肌肉疼痛，有时会出现恶心、呕吐，部分患者会出现结膜炎及畏光的现象；严重者可能会导致出血、休克、脑炎或肝炎，甚至死亡。

蚊虫防制参照登革热应急处理的有关内容。

十八、人粒细胞无形体病

人粒细胞无形体病也称无形体病，是由嗜吞噬细胞无形体侵染人末梢血中性粒细胞引起的一种急性、发热性的全身性疾病，以头痛、肌痛、全血细胞减少和血清转氨酶升高为主要表现，是经蜱传播的人兽共患自然疫源性疾病。本病呈世界性分布。本病在我国是新发传染病。2006年起，我国先后在安徽、浙江、江苏、湖北等地发现人粒细胞无形体病病例。本病的临床症状是非特异性的，虽然通常表现为轻症，但如果误诊、误治或免疫抑制的患者感染，可能会导致严重甚至致命的结果。

嗜吞噬细胞无形体的贮存宿主有白足鼠、野鼠类等。在欧洲，发现红鹿、牛、羊等可持续感染嗜吞噬细胞无形体。动物宿主持续感染是病原体维持自然循环的基本条件。人也是嗜吞噬细胞无形体的宿主。

　　近年来的研究发现，在美国的部分地区及欧洲大多数国家中，有类似存在的地区，往往嗜吞细胞无形体感染率比较高。国外嗜吞噬细胞无形体的传播媒介主要是硬蜱属的某些种（如肩突硬蜱、篦子硬蜱等）。我国曾在黑龙江、内蒙古和新疆等地的全沟硬蜱中检测到嗜吞噬细胞无形体，除了全沟硬蜱群外，在森林革蜱、嗜群血蜱、草原革蜱中均扩增出人粒细胞无形体16S rRNA基因序列。人类粒细胞无形体病主要通过蜱叮咬传播。蜱叮咬携带病原体的宿主动物（主要有鼠、鹿、牛、羊等野生和家养动物）后再叮咬人，病原体可随之进入人体。此外，直接接触危重患者或带菌动物的血液等体液也会导致本病传播。

　　发生本病流行时，病媒生物控制重点是蜱虫，具体做法参考第四章第五节。

第七章　大型活动病媒生物安全保障

第一节　大型活动病媒生物风险评估准则

大型活动是指在特定的地点和时间内，为了特定目的（如正式社交集会、大型公共事件或体育赛事）而举办的超过一定数目的人参加的具有社会影响力的活动。

启动大型活动前要对举办地的病媒生物进行风险评估工作，查看当地是否做过类似的病媒生物风险评估。如果已经做过且在评估时效范围，不再进行新的病媒生物风险评估；如果超出评估时效，需要重新开展评估。

风险评估工作需要成立工作组，由病媒生物领域专家、风险评估专家、大型活动组织及管理专家和计算机技术专家等组成。确定本次大型活动的风险评估目标、范围和计划、评估的方法和程序，而后由工作组成员分工负责完成评估报告，并撰写相应的技术文件。

在大型活动中应对病媒生物可能对人类健康和环境带来危害的各种因素进行识别，主要内容包括举办地病媒生物种类、密度、季节消长等本底资料，既往媒介生物性疾病暴发数据，历史病例数据，引入新发媒介生物性传染病风险及大型活动中人群和环境风险因素（卫生服务的普及性、人口流动、移民和人口拥挤、疫苗覆盖情况，传播媒介等）。对大型活动中可能由于病媒生物的危害而产生不良结果的严重性和持续性进行定性或定量描述。最理想的危害描述方式是建立定量评估。在缺乏定量评估时，可用诸如专家建议等其他的方式，来评估危害描述中所需的各种危害指标。病媒生物危害暴露评估是对参加大型活动的人实际或预测的暴露某种病媒生物危害程度的评估。对于病媒生物而言，可依据大型活动举办地的病媒生物密度、病媒生物携带病原的能力以及病媒生物传播某种特定媒介生物性传染病的能力等因素进行相应的评估。

通过对综合危害识别、危害描述和暴露评估获得的风险估计结果进行分析，可将大型活动病媒生物危害风险分为4级：

（1）低危险度风险：大型活动举办地病媒生物密度极低，滋生地、关键气候因子等各因素风险等级为"低危险度风险"；或个别因素风险等级为"中等危险度风险"，但预防和控制措施全面有效。

（2）中等危险度风险：大型活动举办地病媒生物种类在少数地区有分布，密度较高，温度和湿度条件适宜病媒生物生存和繁殖，滋生地多等多数因素的风险后果严重程度为"中等程度"；或病媒生物分布、密度、媒介效能等个别因素风险水平达"中等危险度风险"，但预防和控制措施全面有效。

（3）高危险度风险：大型活动举办地病媒生物地理分布较广泛，密度较高，温度和湿度条件比较适宜病媒生物生存和繁殖，人感染病例数等多数因素的风险后果严重程度为"中等程度"；或病媒生物分布、密度、媒介效能等个别因素风险水平达"高危险度风险"，同时缺乏有效的预防和控制措施。

（4）极严重风险：大型活动举办地病媒生物地理分布很广泛，密度很高，生地很多且复杂，温度和湿度条件很适宜病媒生物生存和繁殖，人感染病例数等多数因素风险水平为"高危险度风险"；或病媒生物分布、密度、媒介效能等个别因素风险水平达"极严重风险"，同时缺乏有效的预防和控制措施。

第二节　大型活动病媒生物安全保障

重大活动是指在中华人民共和国境内外组织举办的，对党和国家、行业、地方具有重大意义或者重要国际影响的会议、会展、赛事、纪念、庆典等大型活动。做好病媒生物监测与控制工作是保障重大活动期间参会人员和广大市民不受病媒生物及其相关疾病危害的重要前提。近年来，青岛市陆续承办了2018年上海合作组织青岛峰会、2019年海军节、2021年中欧企业家峰会青岛论坛等重大活动，在大型活动病媒生物安全保障方面逐渐积累了经验。现就开展大型活动病媒生物安全保障的要点总结如下。

一、制定方案、组建团队

成立重大活动领导小组。建立市、区（市）爱国卫生运动委员会办公室（简称爱卫办）。爱卫办牵头建立病媒生物防制领导小组或组织体系，明确分管负责人，实行专班、专人负责。

市卫生健康委组织疾病预防控制机构按规定时间节点制定完成科学性和操作性均强的适合本地的大型活动病媒生物防制方案，明确监测范围、参加单位及分工、监测时间、监测方法、监测内容，明确城市层面、核心保障区域病媒生物防制的保障模式、技术策略、控制效果与应急处置等要求。

二、职责分工

（1）成立市重大活动医疗卫生保障与应急指挥部，或市爱卫办负责统一领导与协调重大活动病媒生物控制工作。

（2）举办方所在的市疾病预防控制中心负责制定重大活动病媒生物控制有关技术方案与应急处置预案；组织各区（市）疾病预防控制中心对重大活动主会场及各分会场、接待任务定点（备用）宾馆（饭店）、定点医院等重要场所的病媒生物密度进行监测与预警；负责组织对全市重大活动核心保障区域病媒生物防制进行技术指导和效果评估。

（3）各区（市）疾病预防控制中心应结合本地实际，制定重大活动突发病媒生物事件应急处置预案，组建重大活动病媒生物应急处置队伍，设立重大活动病媒生物控制应急处置专项经费，做好重大活动杀虫灭鼠药品与器械的应急储备，以确保重大活动期间病媒生物控制保障工作的万无一失。

（4）全市各有关部门和单位、重大活动主会场及各分会场、接待任务定点（含备用）宾馆（饭店）、定点医院等以及其周边2 000米范围内的有关单位负责其区域内的病媒生物控制工作，并应建立起长效管理机制与防制工作制度。

（5）为提高重大活动病媒生物控制的技术水平，充分发挥专家在重大活动病媒生物控制与突发公共卫生事件中的咨询建议和技术指导作用，可成立市重大活动病媒生物控制专家指导组。

（6）各有关部门和重大活动主会场及各分会场、接待任务定点（含备用）宾馆（饭店）、定点医院等重要场所应为各级疾病预防控制中心人员进入其区域内开展病媒生物密度监测与预警、技术指导与效果评估等工作提供必要的协助，在人员与车辆通行、现场勘察与防制处置等方面提供帮助和便利条件。

三、物资和技术储备

（一）物资储备

（1）杀虫、灭鼠药剂。为确保重大活动用药的安全有效，核心保障区域及其周边地区、全市外环境和各行业要严格执行省爱卫会的推荐用药目录，优先使用对环境友好的防制药械与技术，储备灭蚊药剂、灭蝇药剂、灭蟑药剂、灭鼠药剂、灭蚁药剂等。

（2）器械。超低容量喷雾器和常量喷雾器（这两种喷雾器均包括车载式、手推式、背负式等方式）、鼠夹、鼠盒粘鼠板、灭蚊蝇灯、粘蟑纸、粘蝇条等。

（3）监测器具。CO_2诱蚊灯、灭蚊蝇灯、粘蟑纸、蝇笼、粘蝇条、鼠夹、粘鼠板、滑石粉、鼠笼、液氮罐等。

（4）个人防护用品。防护服、口罩、帽子、胶靴、护目镜、手套、紧急救护药品等。

（5）交通工具。市内人员及货物运输车辆、病媒生物快速处置车、场所内使用电瓶车、救护车等。

（6）通信设备。指挥中心、应急呼叫中心、手持电台、手机、传真机、无线上网传输设备等。

（二）技术储备

（1）建立工作网络。在全市范围内建立重大活动病媒生物控制工作的组织网络，充分发挥各级爱卫办的组织协调作用，明确各部门和各单位的职责与任务，完善管理措施和保障机制，规范重大活动病媒生物防制操作与服务规程，组建一支重大活动病媒生物控制工作的防制队伍、技术队伍和应急队伍。

（2）开展重大活动病媒生物风险评估。在对承办活动所在市的重点行业和场所主要病媒生物危害摸底调查的基础上，重点开展活动核心保障区域及其周边环境病媒生物种类、密度、病原及抗药性状况的调查与监测，对可能给重大活动带来的影响进行评估；对重大活动潜在传入性病媒生物种类和鼠传染性疾病及虫媒病传入的可能性进行风险性评估，并据此提出重大活动病媒生物主要控制种类和危险等级。

（3）技术支持。① 专家咨询系统。组建经验丰富、实力雄厚的专家咨询系统，专家咨询系统主要由行业内知名专家组成。② 专业技术人员队伍。主要由来自市疾病预防控制中心及各区（市）疾病预防控制中心的技术人员组成，另外吸收部分具有丰富实践经验的社会性有害生物防制服务机构的高级技术指导人员。

四、培训与演练

（一）技术人员培训

培训对象：疾病预防控制系统、卫生监督部门的有关业务人员以及有害生物防制服务机构的技术人员等。

培训内容：① 重要病媒生物种类分布、生态习性；② 不同环境病媒生物密度监测方法；③ 不同环境病媒生物控制方法、控制对象；④ 杀虫、灭鼠药物与器械使用方法；⑤ 病媒生物应急控制方案；⑥ 病媒生物控制过程中个人防护知识；⑦ 卫生防疫和突发公共卫生事件基本知识。

（二）操作人员培训

培训对象：市各级爱卫办、疾病预防控制系统、有害生物防制服务机构的技术人员等。

培训内容：① 不同环境病媒生物密度监测方法；② 不同环境病媒生物应急控制方法。

（三）演练

（1）模拟公共环境进行病媒生物监测演练；

（2）模拟公共环境进行病媒生物防制演练；

（3）模拟突发病媒生物事件进行应急控制措施的综合演练。

五、保障区域划分和工作要点

承办重大活动的各区域病媒生物防制工作分别按照核心保障（一级）区域、重点保障（二级）区域、城市保障（三级）区域实行保障，各区域病媒生物密度控制标准必须达到市病媒生物防制标准。

（一）核心保障（一级）区域

主会场及各分会场、接待任务定点（含备用）宾馆（饭店）、定点医院。

活动开始至结束期间核心保障区工作要点：① 症状监测；② 健康监测；③ 及时报告症状监测、健康监测中发现的疑似病例，开展流行病学调查；④ 对驻地客房消毒、环境病媒控制、饮用水、泳池水、空气质量安全、食物中毒调查处置等提供技术支持；⑤ 协助市场监管部门开展食物中毒流行病学调查；⑥ 活动保障的有关信息报告。

（二）重点保障（二级）区域

核心保障区域周边2 000米范围内的区域。

重点保障区工作要点：① 保障区域内人员健康管理；② 病媒生物防控技术指导与评估；③ 医疗机构、集体单位疾病和症状监测；④ 聚集性疫情等突发公共卫生相关事件应急处置；⑤ 协助做好生活饮用水、食品安全等监测，实验室检测及卫生学评估。

（三）城市保障（三级）区域

活动所在市范围内的其他区域。

城市保障区工作要点：加强常规工作。① 开展公共卫生事件风险评估；② 落实各项疾病防控措施；③ 开展公众健康宣传教育；④ 开展突发公共卫生事件紧急应对，做好应急物资储备、技术储备和人力储备；⑤ 活动期间每日报告信息。

六、病媒生物控制工作要求

（1）对于高级别重大活动，病媒生物密度控制标准可引用《国家卫生城市标准（2014年版）》中的A、B、C三级水平。辖区内所有活动核心保障区域主要病媒生物密度应达到国家卫生城市标准（病媒生物密度控制水平国家标准）A级，防鼠设施合格率应达到100%；重点保障（二级）区域内的有关单位，主要病媒生物密度应达到国家卫生城市标准B级；城市保障（三级）区域的主要病媒生物密度达到国家卫生城市标准C级。

（2）市或部分区（市）按照时间节点反复多次组织开展全域环境综合治理，及时清理各种病媒生物滋生地；按要求提升全域技防设施合格率；按要求科学规范开展灭蚊、灭蝇、灭鼠、灭蟑活动。活动保障区组织责任单位对重点场所、定点宾馆（饭店）及其周边2 000米范围内开展除"四害"统一消杀行动，降低蚊、蝇、鼠、蟑螂等病媒生物密度，在重大活动前一周完成集中消杀行动，确保不因病媒生物危害而影响重大活动的进行。有关任务保障区组织专家对灭蚊、灭蝇、灭鼠、灭蟑螂等病媒生物防控情况开展监测和督查指导，及时抄告存在问题并督促落实整改。

七、活动期间病媒生物监测

1. 常规监测

（1）核心保障区域监测。按照活动时间节点，对所有核心保障区域每月进行一次病媒密度生物监测，重大活动期间每旬进行一次监测。

（2）旅游景区、繁华商业区及某些重要公共场所的监测。每月中旬对上述区域病媒生物密度进行监测。

以上监测视活动举办时间调整频次。

2.非常规监测

针对某些区域原有病媒生物的特殊性以及异常情况，采取非常规的监测方案进行密度监测，在常规监测的基础上，加大监测频度。

八、督导检查与信息报送

市、区（市）爱卫办负责督导检查各项措施的落实情况，组织市、区（市）疾控中心和监督机构强化督导，指导督促活动核心保障区域/场所、各街道（乡镇）整改到位，并及时上报进展情况，督导后形成简报如××区（市）疾病预防控制中心病媒生物防制每月工作简报，按照时间节点完成周报、日报，按时报送市、区爱卫办。市区、爱卫办汇总信息后书面报告重大活动领导小组。

九、总结评估

1.评估的主要指标

社会效益：包括病媒生物监测的准确性、病媒生物的防制效果、病媒生物突发事件应急反应速度及管理的有序性、外来旅游观光的游客对病媒生物应急反应工作的满意度及杀虫、灭鼠药剂对环境的影响等。

经济效益：病媒生物性疾病得到有效的预防和控制所带来的经济效益、旅游业的经济增长情况及投资环境的改善为招商引资所带来的经济效益等。

2.评估的步骤

（1）数据指标的收集、整理、统计和分析；

（2）市、区病媒生物控制领导小组根据当时具体实际情况，组织病媒生物应急控制技术专家小组成员，不定期对重点游览景区、宾馆（饭店）、医院、机场、火车站、汽车站、繁华商业区以及人群较为聚集的商场、交通干道周边、餐饮行业等公共场所进行病媒生物控制效果考核，将评估结果书面报告重大活动领导小组。

第三节　重大活动病媒生物监测与评估工作方案

病媒生物监测与控制工作是保障公共卫生安全的重要举措，也是保障重大活动期间参与活动人员和广大市民不受病媒生物及其相关疾病危害的重要前提。为了进一步规范某市病媒生物监测与评估工作，提高全市病媒生物监测质量，特制定本技术方案。

本方案适用于重大活动病媒生物防制保障的各级区域内病媒生物密度监测和评估工作。

一、工作目标

（1）掌握蚊、蝇、鼠、蟑螂等病媒生物的种群数量、地理分布、侵害现状等。

（2）为制定科学合理的病媒生物防制方案提供依据。

（3）分析病媒生物的长期变化和当地传染性疾病的相关性，为病媒生物性传染病的预防控制提供技术支撑，并制定切实可行的病媒生物综合治理措施，将靶标种群密度控制在不足为害的范围之内。

二、工作原则

1. 联防联控

各相关单位和相关人员在市、区市爱卫办的统一组织下，在市、区疾病预防控制中心的技术指导下，相互配合，共同完成。

2. 监测依据

（1）《国家卫生计生委办公厅关于印发全国病媒生物监测方案的通知》（国卫办疾控函〔2016〕215号）；

（2）《中国疾病预防控制中心关于印发全国病媒生物监测实施方案的通知》（中疾控传防发〔2016〕56号）；

（3）《病媒生物密度监测方法　蜚蠊》（GB/T 23795—2009）；

（4）《病媒生物密度监测方法　蚊虫》（GB/T 23797—2009）；

（5）《病媒生物密度监测方法　鼠类》（GB/T 23798—2009）；

（6）《病媒生物密度监测方法　蝇类》（GB/T 23796—2009）。

3. 评估依据

（1）《灭鼠、蚊、蝇、蜚蠊标准》（全爱卫发〔1997〕第5号）；

（2）《病媒生物密度控制水平　蜚蠊》（GB/T 27773—2011）；

（3）《病媒生物密度控制水平　蚊类》（GB/T 27771—2011）；

（4）《病媒生物密度控制水平　蝇类》（GB/T 27772—2011）；

（5）《病媒生物密度控制水平　鼠类》（GB/T 27770—2011）。

三、工作任务

1.保障区域划分

（1）核心保障区域：主会场及各分会场、接待任务定点（备用）宾馆（饭店）、定点医院。

（2）重点保障区域：核心保障区域周边2 000米范围内的区域。

（3）城市保障区域：某市范围内的其他区域。

2.监测评估内容及频次

（1）监测评估内容：① 某市鼠、蟑螂、蚊、蝇密度和侵害状况快速评估监测；② 某市鼠、蟑螂、蚊、蝇种群构成及季节消长规律监测；③ 某市媒介伊蚊布雷图指数监测。

（2）监测点设置及监测评估频次要求具体见附录1、附录2、附录3。

四、领导组织体系

（1）市、区爱卫办。

（2）市、区卫健局。

（3）市、区疾病预防控制中心。

（4）各相关单位。

五、职责分工

1.核心保障区域及重点保障区域的监测

各区、市疾病预防控制中心及相关单位负责完成本责任区内重大活动场馆、定点（含备用）宾馆（饭店）及其周边环境鼠、蟑螂、蚊、蝇密度和侵害状况快速监测评估，鼠、蟑螂、蚊、蝇种群构成及季节消长规律的监测，媒介伊蚊布雷图指数监测。及时完成本责任区监测数据的汇总分析并按时上报市疾病预防控制中心。

市疾病预防控制中心对监测工作进行技术指导工作，汇总分析核心保障区域及重点保障区域监测资料并上报市卫健委；市卫健委负责监测的质量控制，及时上报和反馈核心保障区域及重点保障区域监测结果。

2.城市保障区域的监测

（1）鼠、蟑螂、蚊、蝇密度和侵害状况快速评估。市及各区（市）疾病预防控制中心负责完成辖区内城市保障区域鼠、蟑螂、蚊、蝇密度和侵害状况快速评估，完成辖区监测数据的汇总分析并及时上报市疾病预防控制中心，同时上报各区（市）卫生健康局和区（市）爱卫办。市疾病预防控制中心负责全市城市保障区域监测资料收集、汇总、分析并及时上报市卫健委；市卫健委负责市域范围监测资料上报和反馈工作。

（2）鼠、蟑螂、蚊、蝇种群构成及季节消长规律的监测。各区、市疾病预防控制中心负责完成本辖区内鼠、蟑螂、蚊、蝇种群构成及季节消长规律的监测，完成辖区监测数据的汇总分析并按时上报市疾病预防控制中心。市疾病预防控制中心负责监测工作的技术指导、监测过程的督导评估、市域范围监测资料的汇总分析和上报工作。

（3）某市媒介伊蚊布雷图指数监测。各市、区疾病预防控制中心负责完成本辖区内媒介伊蚊布雷图指数监测，完成辖区监测数据的汇总分析并按时上报市疾病预防控制中心，同时上报各区（市）卫健局和区（市）爱卫办。市疾病预防控制中心负责监测工作的技术指导、监测过程的督导评估、市域范围监测资料的汇总分析和上报工作。

六、时间进度要求

（1）工作方案和材料准备阶段；
（2）某市不同行业、不同场所蟑螂、鼠侵害性调查阶段；
（3）全面监测评估阶段；
（4）重点保障监测评估阶段。

七、信息报送

1. 核心保障区域、重点保障区域

各市、区疾病预防控制中心每月上报一次快速评估监测数据，当月24日前完成监测分析报告并上报市疾病预防控制中心，市疾病预防控制中心每月25日前完成核心保障区域、重点保障区域全区域范围监测数据汇总分析并上报市卫健委，市卫健委每月27日前完成上月核心保障区域、重点保障区域全区域范围监测结果的上报和反馈工作。记录表格见附录4，病媒生物种群构成及季节消长监测记录表格见国家疾控病媒生物监测电子报表。

2. 城市保障区域

（1）某市鼠、蟑螂、蚊、蝇密度和侵害状况快速评估。各区、市疾病预防控制中心每月25日前将监测结果上报给市疾病预防控制中心，市疾病预防控制中心每月27日前将市域监测资料汇总并上报市卫健委，市卫健委每月29日前完成市域范围监测资料的上报和反馈工作。相关记录表格见附录4。

（2）某市鼠、蟑螂、蚊、蝇种群构成及季节消长规律。各区疾病预防控制中心每月1日前将上月监测结果上报给市疾病预防控制中心，市疾病预防控中心每月5日前完成上月市域范围监测资料的汇总分析和上报工作。相关记录表见国家疾控病媒监测电子记录表。

（3）某市媒介伊蚊布雷图指数监测。各区疾病预防控制中心每月25日前将当月监测结果以书面和电子邮件的形式上报给市疾病预防控制中心，市疾病预防控中心于当月月底前完成市域范围监测资料的汇总分析和上报工作。相关记录表格见附录4。

八、保障措施

某市政府及各区政府应高度重视重大活动病媒生物监测工作，保障病媒生物监测工作的经费支出；某市各级卫生健康行政部门要加强对重大活动病媒生物监测工作的管理和支持。各级疾病预防控制机构应建立病媒生物监测队伍，落实工作人员，采取具体措施以保证专业队伍的稳定，提供必要的监测设备和工作、防护条件，使用好监测经费，促进病媒生物监测与疾病监测工作的有机结合，确保病媒生物监测方案的顺利实施。

九、工作要求

（1）各相关单位应做好监测工作的质量控制，严格按照方案要求开展监测并及时上报监测数据，确保监测数据的真实有效。

（2）保障过程中，如出现病媒生物传播疾病暴发或其他经专家组研判需更改监测方法、增加布点或频次的情况时，应根据专家组意见并报某市相关管理部门同意，调整监测方案。

第八章　常见病媒生物抗药性实验

第一节　　常见病媒生物抗药性测定

通过抗药性监测工作的开展，我们能够了解病媒生物对常用杀虫剂的抗药性水平，掌握抗药性的发展变化趋势，合理选择、使用有效杀虫剂；通过抗药性治理措施的落实，可以保护杀虫剂的有效性，改善病媒生物的防控效果。

一、监测病媒生物种类

蚊虫（当地优势蚊种或重要媒介蚊种至少一种，一旦选定应持续监测）、家蝇和德国小蠊。

二、监测生境

选择监测辖区内不同方位的城市居民区、公园、医院、城乡接合部、农村等生境采集蚊虫、家蝇和德国小蠊，移入实验室饲养，进行抗药性测定。不同年度间抗药性监测试虫采集点应相对固定。

三、监测频率和时间

每类病媒生物至少每两年开展一次抗药性监测。各类试虫应在其活动高峰期采集。

四、待测杀虫剂

选择当地防控蚊虫、家蝇和德国小蠊的常用杀虫剂不少于3种。必须使用中国疾病预防控制中心传染病预防控制所统一标定的杀虫剂原药。

五、监测方法

（一）蚊虫抗药性测定

用WHO推荐使用的幼虫浸渍法和成蚊接触筒法［参考《蚊虫抗药性检测方法　生物测定法》（GB/T　26347—2010）］分别测定幼虫和成蚊的抗药性。幼虫：测定3龄末至4龄初幼虫对常用杀虫剂的半致死浓度（LC_{50}）。成蚊：用诊断剂量测定其24小时死亡率。

1. 蚊虫的采集和饲养

在当地有代表性的区域（如东、西、南、北、中不同方位，或者某一个特定区域），根据蚊虫的吸血活动、栖息和滋生环境采集蚊虫。按表8-1-1中列出的项目，记录采集时间、地点、经纬度、采集数量和虫态等信息。试虫采集后，根据蚊虫的滋生习性、成蚊或4龄幼虫形态学特征，鉴定种类，进行常规饲养。

2. 成蚊抗药性测定

把恢复筒与隔板连接，用吸蚊管取20～30只羽化后3～5天的健康雌蚊（中华按蚊用采自野外的健康雌蚊）放入恢复筒中，平行放置15分钟，剔除不健康蚊虫。在隔板另一面装上已衬贴药纸（可自制、购买，或由中国疾病预防控制中心传染病预防控制所提供）的接触筒，使恢复筒在下面，竖直放置，轻轻拍打，使蚊虫聚集于恢复筒底部，然后瞬间把隔板抽开，颠倒接触筒与恢复筒位置，将恢复筒内蚊虫轻吹入接触筒，迅速关上隔板。将筒平放，即开始计算接触时间。不同的杀虫剂接触时间参考表8-1-4。

试虫死亡的判断标准：试虫完全不动，或仅躯体、足、翅或触角等震颤而无存活的可能性，视为死亡。若对照死亡率超过20%，试验视为无效，须重新测定。测试结果记入表8-1-3。

结果用死亡率表述：

$$死亡率=（死亡虫数/试虫总数）\times100\% \tag{8-1-1}$$

对照组死亡率小于5%无须校正；对照组死亡率为5%～20%，用Abbott公式进行校正。

$$校正死亡率=\frac{处理组死亡率-对照组死亡率}{1-对照组死亡率}\times100\% \tag{8-1-2}$$

抗性水平判断标准：在诊断剂量下蚊虫的死亡率为98%～100%表明其为敏感种群；死亡率为80%～98%（不含）表明其为可能抗性种群；死亡率<80%表明其为抗性种群。

3. 幼虫浸渍法测定

用丙酮将杀虫剂母液稀释或5～7个系列浓度；取相应数量的烧杯，各加入200毫升脱氯水，并用微量移液器吸去100微升；首先在对照组烧杯加入100微升丙酮，再依次向试验组中加入100微升各浓度药液，用玻璃棒或磁力搅拌器，按照对照、低浓度、高浓度的次序搅拌均匀。每个浓度设置至少3个重复。

用幼虫吸管吸取3龄末至4龄初幼虫，用小漏勺将水滤掉，按照对照组、低浓度组、高浓度组依次分别加入20只幼虫。放入设定好温度［（25±1）℃］和湿度（60%～80%）的培养箱或房间中，24小时后查看蚊虫的死亡情况。

将测定信息和结果记入表8-1-2，计算毒力回归线、致死中浓度、斜率、卡方值等数据，计算抗性倍数（RR）。

$$RR=待测种群 LC_{50}/敏感种群 LC_{50} \hspace{2cm} (8-1-3)$$

可参考如下标准判断抗药性水平：$RR<3$，为敏感；$3\leqslant RR<10$，为低抗；$10\leqslant RR<40$，为中抗；$RR\geqslant 40$，为高抗。

（二）家蝇抗药性测定

家蝇的抗药性测定采用WHO推荐的点滴法［参考《蝇类抗药性检测方法 家蝇生物测定法》（GB/T 26350—2010）］。

1. 采集和饲养

用网捕或笼诱等方法，在代表性区域采集成蝇，也可以在养殖场挖取幼虫（蛆）。从采集到的蝇类中挑选家蝇，在室内按照常规方法饲养。

2. 杀虫剂配制

用丙酮将杀虫剂母液稀释到一系列的浓度（通过预试验确定药剂的浓度范围，最低浓度时死亡率小于10%，最高浓度时死亡率大于80%）。

3. 测定和恢复环境

温度：（25±1）℃。光周期：14小时光照，10小时黑暗。相对湿度：60%～70%。

4. 测定方法

将试虫用乙醚或CO_2等麻醉至昏迷。用点滴器将0.3微升左右杀虫剂溶液点滴在雌性家蝇前胸背板上。每个处理组点滴30只羽化后3～5天的雌性家蝇，以相应溶剂点滴为空白对照，重复3次。将受药后的试虫转入清洁容器内，供给水和食物，正常饲养，24小时后统计死亡情况，填入表8-1-2。凡腹部上翻、六足抽搐、用锐器触之不能翻身爬行者判为死亡。根据每一浓度对应的死亡率求出回归方程，根据回归方程求出LD_{50}。

5. 抗药性水平判定标准

敏感品系和测定样本95%置信区间不重叠，且抗性倍数≥5为抗性种群。

（三）德国小蠊抗药性测定

采用药膜法，参见《蜚蠊抗药性检测方法　德国小蠊生物测定法》（GB/T　26352—2010）。

1. 采集和饲养

用诱捕器（内部放置诱饵）、捕蟑器或粘蟑板等在所选生境采集试虫，数量不少于50只，常规饲养。

2. 抗药性测定

用丙酮或其他有机溶剂将杀虫剂原液逐级稀释到所需浓度，取2.5毫升药液加入500毫升锥形瓶中，不断转动锥形瓶，使药液均匀分布于瓶内壁，置于通风橱中过夜，使有机溶剂全部挥发。

每瓶放入试虫10只，用纱网或纱布封口。重复10次，以相应溶剂处理作为对照组。24小时后记录每次实验组以及对照组的死亡数。试虫不能正常爬行或者完全不动者视为死亡，可用器具碰触试虫查看其反应。测试结果记入表8-1-3。

3. 结果计算

$$死亡率=\frac{死亡虫数}{试虫总数}×100\% \qquad（8-1-4）$$

对照死亡率小于5%无须校正；对照死亡率在5%～20%，用Abbott公式校正。对照死亡率大于20%为无效测定，须重新进行测定。

$$校正死亡率=\frac{处理组死亡率-对照组死亡率}{1-对照组死亡率}×100\% \qquad（8-1-5）$$

4. 抗药性水平判定标准

（校正）死亡率小于80%为抗性种群。

表8-1-1 ＿＿＿＿＿＿＿＿＿（病媒名称）采集信息记录表

＿＿＿＿＿＿＿省（自治区、直辖市）＿＿＿＿＿＿＿地（市）＿＿＿＿＿＿＿县（区）

编号	采集时间	采集地点	生境特点	经度，纬度	数量/只或块				备注
					成蚊	幼虫	蛹	卵块	

采集单位：＿＿＿＿＿＿＿＿＿＿＿＿＿＿ 采集人：＿＿＿＿＿＿＿＿＿＿

表8-1-2 _____病媒生物抗药性测定记录表（毒力回归线）

_____省（自治区、直辖市）_____地（市）_____县（区）

试虫名称：_____   虫源地名：_____

药剂名称：_____   经度：_____纬度：_____

测 定 人：_____   英文药名：_____

虫态：_____虫龄：_____   处理日期：_____年___月__日至__月__日

培育温度：_____℃；相对湿度：_____%   测定室温：_____℃；相对湿度：_____%

处理浓度/剂量单位	重复1		重复2		重复3		合计
	死虫数	总虫数	死虫数	总虫数	死虫数	总虫数	死虫数/总虫数

处理虫数：_____   毒力回归线：_____ χ^2：_____

斜率b（95%置信限）：_____

LC_{50}/LD_{50}：_____   95%置信限：_____

LC_{95}/LD_{95}：_____   95%置信限：_____

备注：蚊幼虫测定LC_{50}（毫克/升），家蝇成虫测定LD_{50}（微克/只）

监测单位：_____   监测人：_____   审核人：_____

表8-1-3 _____病媒生物抗药性测定记录表（诊断剂量）

_____省_____地（市）_____县

试虫名称：_____　虫源地名：_____

药剂名称：_____　经度：_____纬度：_____

测　定　人：_____　英文药名：_____

虫态：_____虫龄：_____　处理日期：____年___月__日至____月__日

培育温度：_____℃；相对湿度：_____%　测定室温：_____℃；相对湿度：_____%

重复	对照		A杀虫剂 浓度及单位/接触时间及单位		B杀虫剂 浓度及单位/接触时间及单位	
	死虫数	总虫数	死虫数	总虫数	死虫数	总虫数
I						
II						
III						
IV						
V						
VI						
VII						
VIII						
IX						
X						
合计						

备注：本表格适用于通过诊断剂量测定成蚊及德国小蠊成虫的抗药性。

监测单位：_____　监测人：_____　审核人：_____

表8-1-4 ＿＿＿＿＿WHO推荐的几种杀虫剂对成蚊的区分剂量

杀虫剂类型	杀虫剂	区分剂量（接触时间/时）		
		致倦库蚊	埃及伊蚊	按蚊
有机氯	滴滴涕	4%（4）	4%（0.5）	4%（1）
	狄氏剂	4%（1）	0.4%（1）	0.4%（1）
有机磷	杀螟硫磷	1%（2）	—	1%（2）
	敌敌畏	—	—	—
	马拉硫磷	5%（1）	0.8%（1）	5%（1）
氨基甲酸酯	残杀威	0.1%（2）	0.1%（1）	0.1%（1）
拟除虫菊酯	高效氟氯氰菊酯	0.025%（1）	0.03%（1）	—
	氯菊酯	0.25%（3）	0.25%（1）	0.25%（1）
	溴氰菊酯	0.025%（1）	—	0.025%（1）

第二节　常见病媒生物的饲养技术

抗药性实验中，需要培养受试样本，即实验所需的病媒生物。因此，饲养病媒生物是开展抗药性实验的重要步骤。

一、蚊虫的饲养

1. 饲养条件

目前实验室通常饲养的蚊种有淡色库蚊、中华按蚊和埃及伊蚊。它们对恒温室的温度湿度要求一致，温度28～30℃，相对湿度55%以上。蚊虫的幼虫期每天光照时长不少于10小时，延长光照时间可提高成蚊的交配率和卵的孵化率。

2. 饲料

淡色库蚊和埃及伊蚊幼虫对饲料的要求无差异，只要将饲料按适当比例充分混合即可。但按蚊幼虫在不同龄期对酵母粉或肝粉有不同需求。

3. 饲养方法

（1）淡色库蚊：将盛有清水的小搪瓷碗放入喂过血的蚊虫的蚊笼内，雌蚊在2～3天后便可产卵。然后将5～6块卵移入盛有3 000毫升清水的搪瓷盆内，幼虫孵出后，撒上少量饲料，并用喷雾器在水面上喷水，使饲料沉入盆底。随着幼虫的生长，每次撒入的饲料量也适当增加，直至化蛹。每天早晚加饲料和喷水，以免水面起膜使幼虫窒息而大量死亡。幼虫化蛹后，每天用管将蛹吸出，移入盛清水的小搪瓷碗中。若蛹的数量过多，可以将蛹和幼虫一起滤出，放入5℃冷水中，此时幼虫沉底，蛹则在水面，这样就可用大吸管将蛹吸出。将收集的蛹放置于养虫笼内，成蚊羽化后，放入小盅里，盅里放50%葡萄糖溶液或一块方糖以供成蚊取食。成蚊羽化后的4～5天，将局部剃毛的小白鼠放入蚊笼，使蚊虫吸血，2～3天后放入产卵水盆，待雌蚊产出卵块后，将卵块移至瓷盆中。

（2）中华按蚊：雌蚊吸血48小时后，准备底部垫有吸饱水的多孔泡沫塑料，其上覆有尼龙纱布或滤纸的培养皿，供雌蚊产卵。在28～30℃的温度条件下，经36～48小时卵的胚胎发育成熟。将卵浸在盛有清水的搪瓷盆内，幼虫即可孵出。搪瓷盆的内壁贴上滤纸，防止卵粒附着盆边干瘪，不孵化。暂时不用的卵粒可放在覆盖多孔泡沫塑料的大培养皿内，置于10～15℃下，可保存7天，其孵化率可达80%左右。幼虫刚孵出时，盆中加入少许肝粉悬液；幼虫长至2龄末期，应放入直径30厘米的搪瓷盆内，水量1 000～1 500毫升。每盆幼虫500～700条为宜，每盆要加入肝粉悬液，此时，每天可略加些酵母粉。3～4龄幼虫发育迅速，酵母粉用量也应逐渐增加，每天可加3次，如发现水质混浊，盆底肝粉变黑，应将盆底污物吸去，并加入适量清水或换盆。化蛹后每天将蛹吸出，置于养蚊笼内。在大量化蛹的情况下可用5℃冷水将幼虫和蛹分离。成蚊的饲养与淡色库蚊相同。

（3）埃及伊蚊：雌蚊产卵后，将卵浸入水中即可孵化，卵在饲养室内约48小时胚胎发育成熟，孵出1龄幼虫。如需要保存卵粒，可将卵粒连水倒在尼龙纱布上，滤去水，再将载卵粒的尼龙纱布放进底面装有湿黄沙的干燥器内保存备用。按照饲养淡色库蚊的方法将孵化的幼虫分盆，每盆幼虫500～700条。每盆加入饲料约0.7克，并用喷雾器喷水，使饲料沉入水底。幼虫长至3龄时第一次所加饲料已基本吃完，第二次每盆再加5～6克饲料，再喷水，使加入饲料沉底。此后3～4天就有蛹出现。化蛹后，将蛹吸出置于盛清水的小盆中，放进蚊笼待其羽化。伊蚊蛹的分离：可利用幼虫和蛹避光的特性，用一特制的分离器进行分离。该分离器为边高2厘米、宽2厘米的长方形木框（13厘米×8.5厘米），框长侧有一边呈半圆形，在框下面钉上一张1毫米厚，上面排有直径2.2～2.5毫米小孔的有机玻璃薄板，此孔径取决于蛹的胸宽，较大的蛹用孔径2.5毫米的分离器，较小的蛹则用孔径2.2毫米的分离器。分离器的向上面涂以白漆，向下面涂以黑漆。在分离时，只要将上述分离器放入有蛹的盆内，使木框的半圆面紧贴于盆边缘，分离器即半浮于水面，幼虫和蛹很快向分离器下面黑暗处集中，蛹能顺利钻过分离器下面的小孔到木框里来，因幼虫是横向运动而不能通过小孔。用该分离器分蛹和幼虫的效率可达90%。成蚊的饲养与淡色库蚊相同。

饲养蚊虫过程中所用的水均应净化脱氯24小时。

二、家蝇的饲养

1. 养虫室

养虫室条件：温度保持25～27℃，相对湿度在50%以上，每天光照应不少于10小时。

2. 饲养笼及器皿

饲养笼：笼架大小为33厘米×33厘米×33厘米，其上系有同样大小的纱布笼。纱布笼的一面中央有直径20厘米左右、长33厘米的布袖，以便取放家蝇和更换食料。

罐头瓶或大烧杯：用于饲养幼虫，大小可根据饲养幼虫的数量而定，如大量饲养可用搪瓷盆。

培养皿（直径9厘米）：盛放砂糖供成蝇取食或其内放一块吸饱水的泡沫塑料，为成蝇提供水源，亦可盛放混合饲料，诱使雌蝇产卵。

3. 饲养方法

雌蝇在羽化后7～8天是产卵的高峰，在此期间将盛有湿麦和少量奶粉的培养皿放入将要产卵的蝇笼内。产卵的培养皿每日更换一次，将蝇卵捡出放入盛有幼虫饲料的大烧杯中，用镊子搅拌均匀。饲养过程中要发酵，烧杯温度因此上升，以致幼虫爬出，故大烧杯上应蒙2层纱布。为使幼虫发育正常。幼虫密度不能过高。幼虫密度太低，饲料过多，则易发霉，结块。如发现麦麸变黑，若幼虫尚未化蛹，应将上层饲料除去，补充少许新鲜饲料，以利于幼虫继续生长发育。幼虫从卵孵出，长度约2毫米。24～36小时后幼虫第一次蜕皮。第二次蜕皮成为老熟幼虫，此时体长12～14厘米。老熟幼虫喜潜伏容器四周，刚化蛹的体色为淡黄色，以后逐渐变为深褐色。若蛹数量较多，可将蛹保存在冰箱内。冰箱内温度在7℃左右时可保存2周，羽化率可达72%。冬季可将蛹放在一般房间里，保存10天左右的羽化率为95%，保存3周的羽化率为56%。开展实验时，再将蛹放入恒温室内羽化。羽化后的成蝇应及时供给砂糖和水，以免饥饿缺水而造成大批死亡。1~3天龄的成蝇便能进行交配。每只成蝇一般能产卵100~150粒，一生可产卵3~10次。饲养条件适宜，成蝇寿命可长达60天。

三、蟑螂的饲养

通常实验室饲养的蟑螂种类有美洲大蠊、日本大蠊、黑胸大蠊、德国小蠊等。这些蟑螂的饲养都可用同样的方法。现以美洲大蠊为例，介绍一下蟑螂的饲养过程。

1. 饲养条件

蟑螂是较强健的昆虫，但适温范围却很狭窄，一般在温度为25℃左右、相对湿度为70%的室内或定温箱中饲养。蟑螂的生活周期比较长，自然条件下，一般一年繁殖一代。一般没有滞育，黑暗条件不影响其繁殖。

饲养的容器可用广口瓶、塑料盆、木箱等，其上须加盖16~20网目的金属盖。比较好用的容器是规格为20厘米（长）×20厘米（宽）×20厘米（高）的玻璃标本缸，不用加盖，只要在缸的内壁涂上液体石蜡，即可防止蟑螂逃出。

2. 饲料

蟑螂属杂食性昆虫，面包、蔬菜、米饭等一般食品均可作为饲料。在实验室饲养一般以炒面粉50份、奶粉45份、干母粉5份混合后作为饲料。另外再给以水，给水的方式可用培养皿，里面放一吸饱水的多孔泡沫塑料，供蟑螂在上面吸水。

3. 饲养方法

在饲养容器内，交叉着放入一些厚纸、硬纸板等，使之形成一些小的空间，作为蟑螂的隐匿场所。将所需饲养的蟑螂放入，再放入食料盘及给水盘，每天要更换一次水。饲养容器每2~3个月进行一次清洁。雌虫产卵后，可将卵移入另一个容器待其孵化，这样可获得龄期整齐的若虫。

第九章 国家卫生城镇病媒生物防制

第一节 国家卫生城镇病媒生物防制技术要领

一、标准解读

《国家卫生城镇标准（2021版）》第四十五条提道："建立政府组织和全社会参与的病媒生物预防控制机制。掌握辖区病媒生物滋生地情况、密度变化和侵害状况。湖泊、河流、沟渠、景观水体、小型积水、垃圾、厕所等各类滋生环境得到有效治理，鼠、蚊、蝇、蟑螂的密度达标。重点行业和单位防蝇和防鼠设施合格。"

标准释义如下。

1. 建立政府组织和全社会参与的病媒生物预防控制机制

（1）制定本级政府病媒生物控制管理规定或文件，或对上级颁布的相关规定和办法有实施细则。制定实施病媒生物防制计划和方案。［参考标准：《病媒生物综合管理技术规范　城镇》（GB/T 27775—2011）］

（2）能够有效组织、动员、协调各成员单位和社会力量共同参与病媒生物预防控制活动。

（3）建立居民虫情报告和防制咨询渠道，并有专门机构人员负责，居民能够通过服务热线或网站等多种形式反映病媒生物危害情况和防制咨询，对群众反映的相关问题有记录、有落实、有反馈、有回访。

2. 掌握辖区病媒生物滋生地情况、密度变化和侵害状况

（1）开展辖区蚊、蝇滋生地的调查，掌握辖区病媒生物滋生地的本底情况，建立主要病媒生物滋生地台账，并根据病媒生物滋生地的变化情况及时进行更新。

（2）开展鼠、蚊、蝇、蟑螂等重要病媒生物的密度监测，掌握辖区主要病媒生物的种类、分布、季节消长规律和密度水平。监测点覆盖所辖各区（县覆盖所辖各街道），监测方法符合国家标准或规范的要求，监测时间和频次根据当地实际情况确定，监测结果及时向有关单位通报。

（3）定期开展病媒生物的侵害调查，掌握辖区内社区、单位、公园、农贸市场、建筑工地、餐饮店、食品店、宾馆饭店、商场超市、垃圾中转站、机场、车站、通信机房等重点场所或重点行业病媒生物的侵害状况，为防制工作提供依据。

3. 湖泊、河流、沟渠、景观水体、小型积水、垃圾、厕所等各类滋生环境得到有效治理方面要求

（1）河流、湖泊、沟渠、池塘、景观水体等大中型水体采取疏通、换水、养鱼等措施。

（2）瓶瓶罐罐、轮胎、竹筒、坑洼等各类小型积水，采取翻瓶倒罐、清除、遮盖、填平等措施。

（3）城市道路两侧、单位、社区、城中村等场所的雨水道口，采取疏通的方式，避免形成长期积水，必要时可投放环境友好的杀蚊幼剂。

（4）垃圾中转站、垃圾桶、果皮箱等管理到位，垃圾及时清运，并定期清理垃圾容器底部的陈旧性垃圾，避免蝇类滋生，封闭楼栋垃圾通道，厕所、垃圾运输车辆等管理良好。

（5）及时清理社区、城中村、公共绿地等外环境散在的生活垃圾、宠物粪便等。

4. 鼠、蚊、蝇、蟑螂的密度达标方面要求

（1）根据病媒生物的危害情况，适时开展日常防制活动，全市或县统一的防制活动每年组织不少于2次。针对群众反映强烈、危害严重的病媒生物种类，组织专项防制活动。

（2）按照国家标准的检测方法开展抗药性监测工作，了解或掌握辖区主要病媒生物对当地常用卫生杀虫剂的抗药性情况，为科学、合理用药提供依据。根据不同的病媒生物、不同的处理场所，选用"安全、环保、有效"的防制方法。

（3）不得使用国家禁用、无证和私自混配的杀虫剂或杀鼠剂，做到科学、合理用药，无过度用药现象。充分发挥疾病预防控制中心的专业指导和有害生物防制服务机构的技术优势，提高辖区病媒生物的防制水平。对政府购买的市场化服务项目进行规范化管理，并保证防制成效。

（4）定期开展病媒生物防制效果自查和评估，及时掌握达标情况。

（5）通过综合施策、持续控制，蚊、蝇、鼠、蟑螂密度保持在控制水平C级标准范围之内。［参考标准：《病媒生物密度控制水平　鼠类》（GB/T 27770—2011）、《病媒生物密度控制水平　蚊虫》（GB/T 27771—2011）、《病媒生物密度控制水平　蝇类》（GB/T 27772—2011）、《病媒生物密度控制水平　蜚蠊》（GB/T 27773—2011）］

5. 重点行业和单位防蝇和防鼠设施合格方面要求

单位食堂、宾馆饭店、餐饮店、食品店、食品加工场所以及商场、超市、农贸市场的食品点位等，防蝇和防鼠设施合格率≥95%。具体要求：

（1）门、窗：餐饮、食堂等门口安装防蝇帘或风幕机等设施，或使用旋转门、自动闭合门等，若使用纱门、纱窗，网纱密度≥16目。门缝隙<6毫米，木门和门框的下端使用金属包被，高300毫米。食品、粮食库房门口有挡鼠板，高600毫米。门、窗无玻璃破损。

（2）箅子和地漏：厨房操作间下水道出水口有金属竖箅子（栏栅），或排水沟有横箅子，箅子缝隙<10毫米，且无缺损，地漏加盖。

（3）管线孔洞：堵塞通向外环境的管线孔洞，没有堵死的孔洞，其缝隙≤6毫米。

（4）排风扇：排风扇或通风口有金属网罩，网纱密度≥8目。

（5）灭蝇灯：食品加工区、就餐区宜安装粘捕式灭蝇灯，电击式灭蝇灯不得悬挂在食品加工区及餐桌的上方。

（6）防蝇柜（罩）：农贸市场、超市（人流较大的场所）等销售散装直接入口食品的点位，加装防蝇柜（防蝇罩）或使用冷藏柜，不得暴露销售。

二、现场实地检查场所及检查要点

（一）中小餐饮、食品店、宾馆饭店（厨房、餐厅）等

（1）检查室内是否有蚊、蝇、鼠、蟑螂。

（2）门入口有无完善的防蝇设施，如防蝇帘、纱门、风幕机等；或使用旋转门、自动闭合门。（图9-1-1）

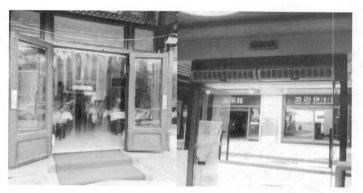

防蝇帘离地不超过2厘米　　　　　　风向朝外

图9-1-1　防蝇设施示例图

（3）后厨排水沟与外界相通的排水口，是否有完善的金属竖箅子（防鼠栅），或排水沟有完善的横箅子，缝隙小于1厘米。（竖箅子若完善，横箅子缝隙可以不做要求）。（图9-1-2）

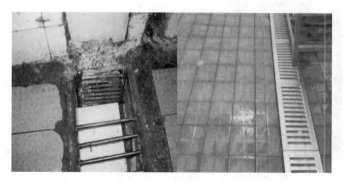

排水口竖箅子　　　　　　排水口横箅子

图9-1-2　金属防鼠栅示例图

（4）餐厅、后厨的地漏是否有盖，有无破损，废弃的下水管道是否堵。（图9-1-3）

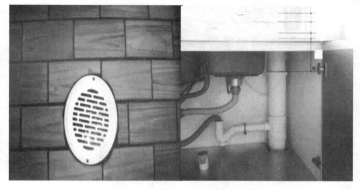

图9-1-3　地漏、下水道示例图

（5）后厨排风扇有无防蝇防鼠网，或使用自动闭合式排风扇。（图9-1-4）

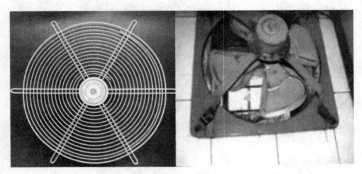

图9-1-4　后厨排风扇、自动闭合式排风扇示例图

（6）木质库房门以及与外界相通的木质侧门和后门，下端是否用金属包被（高≥30厘米）。食品库房是否有挡鼠板（高≥60厘米）。（图9-1-5）

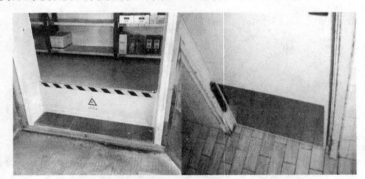

图9-1-5　金属包被、挡鼠板示例图

（7）与外界相通的孔洞、缝隙（＞6毫米）是否堵塞。如空调管线孔洞、门窗缝隙等。（图9-1-6）

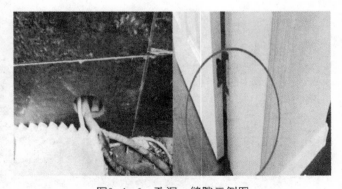

图9-1-6　孔洞、缝隙示例图

（8）门窗、天花板（可与外界相通）是否有破损，鼠类能否进出。

（9）地面是否有鼠迹、蟑迹；包括橱柜、冰箱等厨具的后边、底下和顶部是否有蟑尸、鼠粪等。

（二）机关事业单位

食堂按中小餐饮的要求检查。外环境检查要点如下：

（1）有无灭鼠毒饵站，是否沿墙边、隐蔽处摆放。（图9-1-7）

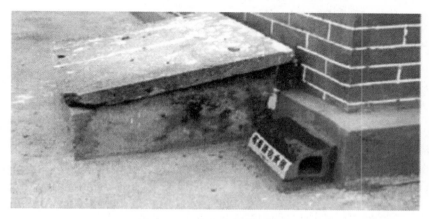

图9-1-7　灭鼠毒饵站示例图

（2）院内沿墙边、绿地、灌木等处，有无鼠洞、鼠粪。

（3）院内瓶瓶罐罐、雨水道口、竹筒等处的小型积水，是否有效治理，有无蚊幼虫滋生，特别是有水生植物养殖或花房的单位，蓄水缸、花盆及底盘是否有蚊幼虫滋生。（图9-1-8）

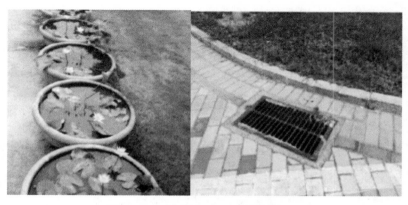

图9-1-8　蓄水缸、下水道示例图

（4）单位内假山石窝、景观水池是否有蚊虫滋生。（图9-1-9）

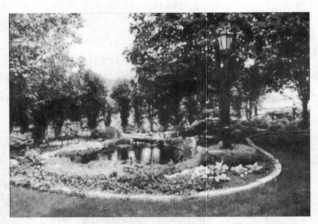

图9-1-9　景观水池示意图

（5）垃圾桶、果皮箱底部是否有陈旧性垃圾积存，有无蝇类滋生（应特别注意食堂生活垃圾桶）；外立面是否有成蝇聚集。

（三）商场超市

（1）查食品加工间、销售区（如面食、糕点、熟食、果脯等直接入口食品点位）是否有蝇、鼠、蟑螂以及鼠迹、蟑迹；熟食、糕点、酱菜等销售点，有无防蝇设施，如防蝇防尘罩、冷藏柜等；加工间防鼠栅、地漏等防鼠设施是否完善（按餐饮要求）；灭蝇、灭鼠、灭蟑的方法是否安全合理，如粮食库房不使用鼠药，潮湿的地方不使用颗粒毒饵、不使用粉剂等；有无灭鼠、灭蟑药乱撒现象。

（2）预包装食品（方便面、糕点、香肠等）区重点查货架和地面隐蔽处是否有鼠迹、蟑迹。

（3）鱼肉销售区重点查蝇密度情况。

（4）食品、粮食库房木质库房门下端是否用金属包被，门口有无挡鼠板，地面上有无鼠粪等鼠迹。

（5）商场-餐饮综合体大厦地下垃圾房鼠、鼠迹情况。

（四）农贸市场

（1）熟食、糕点、凉菜等销售点是否有蝇类；防蝇设施是否完善；食品加工销售点，有无蟑螂、蟑迹和鼠迹。

（2）鱼肉销售点蝇类密度情况；肉墩、肉板缝隙是否有蛆、蛹；附近污水沟是否形成蝇类滋生地。

（3）粮食、调料销售点货架、地面隐蔽处是否有鼠、鼠粪，蟑、蟑迹等。

（4）活禽宰杀、售卖处有无苍蝇及蛆。

（5）市场公厕是否有蝇类，入口处有无防蝇设施。

（6）垃圾暂存点是否有蝇、蛆，周边是否有鼠迹。

（7）市场外环境有无灭鼠毒饵站，位置摆放是否合理。

（五）建筑、拆迁工地

（1）食堂按餐饮要求检查。

（2）工地水池、坑洼积水、车辆冲洗处有无蚊幼虫滋生。

（3）外环境是否有灭鼠毒饵站，放置是否合理。

（4）公厕是否有蝇。

（5）成蚊密度（叮咬）情况（人诱蚊场所）。

（六）火车站、汽车站

（1）停车场院内周边沿墙隐蔽处有无灭鼠毒饵站；院内轮胎有无遮盖或室内存放，有无露天放置；停车场雨水道、车辆清洗处有无蚊幼虫滋生。

（2）候车室食品销售处有无蝇、鼠、蟑及鼠迹、蟑迹（主要查直接入口食品售卖处、食品货架、地面隐蔽处）。

（七）居民小区

1. 蚊虫

（1）小区雨水道、地下车库截水沟是否疏通，积水有无蚊虫滋生（包括地下车库集水井等）。

（2）房前屋后是否做到了翻瓶倒罐、无蚊虫滋生。

（3）阳台、室内花盆及底盘，养花用蓄水容器，有无蚊虫滋生。

（4）室内水生植物容器内，院内大型植物叶腋是否有蚊虫滋生。

（5）小区居民遮盖用塑料布皱褶形成的积水，房顶、雨搭积水有无蚊虫滋生。

（6）小区景观水池、假山石窝积水有无蚊虫滋生。

（7）成蚊密度（叮咬）情况（人诱蚊场所）。

2. 蝇类

（1）垃圾桶底部是否有陈旧性垃圾积存，有无蝇类滋生。

（2）散在的宠物粪便、腐烂水果以及其他生活垃圾等管理是否到位，有无蝇类滋生。

（3）小区外环境蝇类密度控制情况，一层楼道苍蝇多不多。

3. 鼠类

（1）小区沿墙边、草丛等有无鼠、鼠尸、鼠洞、鼠粪。

（2）灭鼠毒饵站摆放是否合理。

（3）是否存在过度用药现象。

4. 蟑螂

（1）入户检查厨房等蟑螂侵害情况。

（2）随机询问居民家庭有无蟑螂。

（八）城市与乡村接合部

（1）外环境有无灭鼠毒饵站，位置选择、摆放是否正确。

（2）杂物堆放处、隐蔽处、草丛、灌木等部位，有无鼠、鼠洞、鼠粪。

（3）各种生活垃圾管理是否到位，有无蝇类滋生。

（4）外环境成蝇密度控制情况。

（5）是否做到了翻瓶倒罐，填平低洼，轮胎无暴露放置等；雨水道口等各种小型积水是否得到有效治理，未形成蚊虫滋生地。

（6）城市与乡村接合部的沟渠、小溪、池塘、竹筒等治理是否到位，有无蚊虫滋生。

（九）公园及公共外环境

（1）游船及码头：防撞轮胎管理是否到位，如进行切割、打孔或半沉入水处理等；防撞轮胎及废弃的游船是否有蚊虫滋生。

（2）公园小溪、池塘、湖泊等治理是否到位，有无蚊虫滋生。

（3）公园内雨水道口、竹筒、花盆等散在小型积水是否有蚊虫滋生。

（4）公园成蚊密度（叮咬）情况（人诱蚊场所）。

（5）城市公共外环境查鼠、鼠迹、蚊蝇密度及滋生地等。

（十）河湖、沟渠、池塘

市内及城市与乡村接合部的河湖、沟渠、池塘治理是否到位，有无蚊虫滋生。

（十一）公厕和垃圾中转站

（1）室内有无蝇类。

（2）垃圾中转站是否做到了陈旧性垃圾彻底清理，有无蝇类滋生。

（3）周边有无蝇类滋生。

（4）垃圾中转站、公厕的侧边和后边沿着墙边，是否有灭鼠毒饵站，有无鼠迹等。

（十二）疾病预防控制中心

1. 实验室

（1）病媒生物防制专业技术人员是否有能力开展日常工作，并为基层开展培训、指导等。

（2）是否具备开展日常工作所拥有的硬件条件，如实验室、分类用工具、抗药性检测设备等。

2. 库房

（1）是否有蚊、蝇、鼠、蟑螂密度监测工具。

（2）是否有病媒生物现场应急处理使用的药械，如常用杀虫剂、杀鼠剂、施药器械等。

（十三）有害生物防制机构

（1）防制方法：采用的防制方法是否安全、合理、有效，用药是否安全、规范。

（2）防制方案：有无当地常见病媒生物的防制方案，方案是否合理、切合实际。

（3）作业单：记录规范，内容应包含防制方法、使用剂型、用药剂量、处理区域等主要信息，可溯源。

（4）库房管理：是否有独立的库房，管理是否规范，如药品离墙离地、分类放置，异味小等；鼠药是否单独放置；有无存放过期药品、无证药品、剧毒药品等。

三、现场检查评分细则

注意事项：

（1）防蝇防鼠设施、室内蝇类情况，以店或自然摊位（农贸市场、商场超市）为单位，一处不合格则一个店或一个自然摊位不合格。

（2）室内鼠迹、蟑迹以自然间为单位，一个自然间为一处。

（3）外环境鼠迹以处为单位，一个鼠洞或5米内连片多个鼠洞、一只鼠尸为一处。

（4）活鼠以只为单位。

（5）一条评分条目可能含有几个评分内容，评分选档时应综合考虑。

现场检查评分分值分布表如表9-1-1所示。

表9-1-1　现场检查评分分值分布表

条目序号	评分条目	分值
1	开展病媒控制评估，每年统一的防制活动不少于两次	3

条目序号	评分条目	分值
2	有居民虫情报告和防制咨询渠道,及时反馈群众意见	3
3	开展蚊蝇滋生地调查,并建立台账	3
4	重点行业及重点场所病媒生物侵害调查	2
5	蚊、蝇、鼠、蟑螂等密度监测和抗药性检测	3
6	灭鼠毒饵站布放合理,用药规范,方法科学	4
7	小型积水、大中型水体等蚊虫滋生地治理	4
8	生活垃圾、垃圾容器等苍蝇滋生地治理	4
9	食品行业和单位防蝇设施	4
10	重点行业和单位防鼠设施	4
11	鼠类密度控制情况	4
12	蝇类密度控制情况	4
13	蚊虫密度控制情况	4
14	蟑螂密度控制情况	4

注:复审暗访内容为第5,6～14条;第1～5条为病媒生物监测与评估评分条目(14分);第6～14条为病媒生物控制评分条目(36分)。

1. 开展病媒控制评估,每年统一的防制活动不少于两次

条款分值:3分。

条款依据:标准第45条、释义第209条。

评估内容及要求:

(1)开展病媒生物密度控制情况调查。区、街道等定期开展病媒生物控制效果调查(自查);掌握辖区内社区、单位、公园、农贸市场、建筑工地、餐饮店、食品店、宾馆饭店、商场超市、垃圾中转站、机场、车站、粮库等重点场所病媒生物的密度和防蝇防鼠设施建设情况。

(2)开展密度控制水平评估。定期开展病媒生物防制效果评估,频次≥1次/年,评估检查的方法、点位及数量,应符合国家标准的要求,且在高峰期进行(参考往年监测结果)。

(3)每年统一的防制活动不少于两次。区、街道、社区应根据病媒生物的危害情况，适时开展日常防制活动，全市统一的防制活动每年组织不少于两次；针对群众反映强烈、危害严重的病媒生物种类，应开展专项防制活动。

病媒控制水平评价评分依据见表9-1-2。

表9-1-2　病媒控制水平评价评分依据

评价等级	评价内容及要求	评分
好	上述三个方面检查内容，绝大多数能够达到要求	9～10
合格	上述三个方面检查内容，大多数能够达到要求	7～8
不合格	上述三个方面检查内容，存在的问题较多，仅部分能够达到要求	0～6

2. 有居民虫情报告和防制咨询渠道，及时反馈群众意见

条款分值：3分。

条款依据：标准第45条、释义第206条。

评估内容及要求：

（1）建立居民对蚊、蝇、鼠、蟑螂危害报告和防制咨询的渠道。如设置电话、网站等；对家庭病媒生物简单的防制方法、如何用药等问题，有机构可以咨询。

（2）对居民反映的病媒生物危害问题，能够及时处理，并且有记录、有反馈、有回访。

居民虫情报告和防制咨询渠道，反馈群众意见情况的评价评分依据见表9-1-3。

表9-1-3　居民虫情报告和防制咨询渠道，反馈群众意见情况评价评分依据

评价等级	评价内容及要求	评分
好	建有畅通的虫情报告和防制咨询渠道，及时反馈群众意见	9～10
合格	虫情报告和防制咨询渠道基本畅通，群众意见反馈不够及时	7～8
不合格	没有虫情报告和防制咨询渠道，或对群众意见未反馈	0～6

3. 开展蚊蝇滋生地调查，并建立台账

条款分值：3分。

条款依据：标准第45条、释义第207条。

评估内容及要求：

（1）制定调查方案。根据蚊蝇的种类、密度以及危害情况，制定科学合理、切合实际的蚊、蝇滋生地调查方案。

（2）开展蚊虫滋生地调查。针对容器、坑洼、水池等小型积水，以及河流、湖泊、沟渠、池塘、景观水体等大中型水体，开展蚊虫滋生地调查，掌握蚊虫滋生地的本底，翔实记录。

（3）开展蝇类滋生地调查。针对垃圾中转站、垃圾容器、厕所，以及散在的生活垃圾、宠物粪便等开展蝇类滋生地调查，掌握蝇类滋生地本底，翔实记录。

（4）调查频次。长江以南地区≥2次/年，长江以北地区≥1次/年。

（5）建立滋生地台账。将蚊蝇滋生地调查结果进行分类处理，分别对不可清除或不易清除的蚊蝇滋生地，建立清晰的本底台账，并根据每次调查的结果及时更新。

蚊蝇滋生地调查台账情况评估评分依据见表9-1-4。

表9-1-4 蚊蝇滋生地调查台账情况评价评分依据

评价等级	评价内容及要求	评分
好	上述5条要求的内容绝大多数能够达到	9～10
合格	上述5条要求的内容大多数能够达到	7～8
不合格	未开展滋生地调查或滋生地调查缺项较多，或调查频次未达到1次/年，未建立台账	0～6

4. 重点行业及重点场所病媒生物侵害调查

条款分值：2分。

条款依据：标准第45条、释义第207条。

评估内容及要求：

定期开展病媒生物的侵害调查，掌握辖区内重点场所病媒生物的侵害、危害状况，结果及时通报相关单位（频次≥1次/年）。主要场所及要求如下：

（1）机场、火车站、长途汽车站、物流货场等交通场所，应特别关注非本地种类的侵入情况，及时发现外来种类的侵入。

（2）粮库、食品厂、饲料加工厂等，应特别关注鼠、蝇的侵害情况。

（3）地铁、通信机房、重要档案馆等，应特别关注鼠、蟑螂的侵害情况。

重点行业及重点场所病媒生物侵害调查评估评分依据见表9-1-5。

表9-1-5 重点行业及重点场所病媒生物侵害调查评价评分依据

评价等级	评价内容及要求	档次
好	定期（频率≥1次/年）开展重点场所病媒侵害调查，掌握侵害状况，调查结果及时通报相关单位	9～10
合格	开展了重点场所的病媒侵害调查（频率≥1次/年），侵害场所调查较少，未做到及时通报	7～8
不合格	未开展或偶尔开展重点场所病媒的侵害调查，对侵害情况不掌握，未通报	0～6

5. 蚊、蝇、鼠、蟑螂等密度监测和抗药性检测

条款分值：3分。

条款依据：标准第45条，释义第207、209条。

评估内容及要求：

（1）开展蚊、蝇、鼠、蟑螂等重要病媒生物的密度监测。掌握辖区主要病媒生物的种类、分布、季节消长和密度水平；监测方法符合国家标准或规范的要求；监测点应覆盖所辖各区（县级市应覆盖所辖各街道）；监测时间和频次应根据当地实际情况确定，原则上不少于6次/年，南方应适当增加监测次数；监测结果应及时向有关单位通报，并用于指导病媒防制工作；记录规范、翔实。

（2）开展抗药性监测。掌握辖区主要病媒生物对当地常用杀虫剂的抗药性情况，为城市科学、合理用药提供依据；检测方法应符合国家标准或规范的要求。

病媒生物密度监测和抗药性检测评价评分依据见表9-1-6。

表9-1-6 病媒生物密度监测和抗药性检测评价评分依据

评价等级	评价内容及要求	档次
好	上述两个方面8条要求绝大多数能够达到	9～10
合格	上述两个方面8条要求大多数能够达到	7～8
不合格	监测方法仅部分符合国家标准或规范的要求，密度检测频次＜4次/年，记录不够规范，监测结果没有通报；未开展或未按照国家标准（规范）的检测方法开展抗药性检测，对辖区主要病媒生物抗药性情况未掌握	0～6

6. 灭鼠毒饵站布放合理，用药规范，方法科学

条款分值：4分。

条款依据：标准第45条、释义第209条。

评估内容及要求：

（1）灭鼠毒饵站布放合理。① 布放场所：单位院内、居民小区、城乡接合部、车站、农贸市场、公共绿地等重点场所，应布放灭鼠毒饵站；数量合理（如硬化好、环境好、无鼠迹可少放或甚至不放）。② 布放位置：毒饵站应沿墙边、隐蔽处或相对隐蔽处摆放，不应布放在局部低洼处。③ 毒饵站要求：长度≥25厘米（建议≥30厘米），有警示标识，无鼠药外溢。

注意：毒饵站在灭鼠期间应投药；非灭鼠期间根据鼠密度监测情况适时投药；监测无鼠时，不需要投鼠药。

（2）用药规范。用药方法和剂量应规范；能够根据不同的场所，选用合适的剂型；未使用国家禁用、无证和私自混配的杀虫剂或杀鼠剂；无过度用药现象。（查PCO、爱卫办等的用药情况）

（3）防制方法科学。每年有科学合理的防制计划和实施方案，有总结；日常防制与专项控制相结合，针对群众反映强烈、危害严重的病媒生物种类，应组织专项防制活动。（查市、区、街道、社区、PCO等制定的防制方案、方法是否科学、合理）

灭鼠毒饵站布放、用药评价评分依据见表9-1-7。

表9-1-7 灭鼠毒饵站布放、用药评价评分依据

评价等级	评价内容及要求	评分
好	计划、方案科学，有总结；绝大多数（＞90%）毒饵站有警示标识、布放合理、重点场所有毒饵站；绝大多数（＞90%）长度符合要求，无鼠药外溢或偶见；用药规范，未使用国家禁用、无证和私自混配的药剂，未见过度用药；防制方法科学，不合理现象未见或偶见	9～10
合格	计划、方案较为科学，有总结；大多数（70%～90%）毒饵站有警示标识、布放合理、重点场所有灭鼠毒饵站；大部分（70%～90%）长度符合要求，鼠药外溢少见；用药基本规范，未使用国家禁用、无证和私自混配的药剂，过度用药现象少见或偶见；防制方法不合理现象少见	7～8
不合格	方案多处不合理，缺少总结；部分（＜70%）有警示标识、布放合理、重点场所有灭鼠毒饵站；部分（＜70%）长度符合要求，鼠药外溢多见；存在使用国家禁用、无证和私自混配杀虫剂和杀鼠剂的现象，未能做到规范、安全用药，过度用药现象多见；防制方法不合理现象多见	0～6

7. 小型积水、大中型水体等蚊虫滋生地治理

条款分值：4分。

条款依据：标准第45条、释义第208条。

（1）河流、湖泊、沟渠、池塘等大中型水体，采取了疏通、换水、养鱼、清理岸边杂草等措施；蚊幼虫滋生得到了较好的控制。

（2）各种瓶瓶罐罐、竹筒、轮胎、泡沫箱、雨水道口、水池、地下车库截水沟以及坑洼积水等小型积水，治理、清理到位；阳性积水得到较好控制。

蚊虫滋生地治理评价评分依据见表9-1-8。

表9-1-8　蚊虫滋生地治理评价评分依据

评价等级	评价内容及依据	评分
好	大中型水体和小型积水治理、清理较好，翻箱倒罐工作到位；检查中发现阳性积水≤4处/天	9～10
合格	大中型水体和小型积水治理、清理一般基本上做到了翻箱倒罐；检查中发现阳性积水5～8处/天	7～8
不合格	大中型水体和小型积水治理、清理不到位，未做好翻箱倒罐工作；现场检查发现蚊虫阳性滋生地>8处/天	0～6

8. 生活垃圾、垃圾容器等苍蝇滋生地治理

条款分值：4分。

条款依据：标准第45条、释义第208条。

（1）垃圾中转站、垃圾桶、果皮箱、农贸市场生鲜摊点及其附近污水道等管理到位，定期对垃圾容器底部的陈旧性垃圾彻底清理，无蝇类滋生。

（2）楼栋垃圾通道封闭；厕所、垃圾运输车辆等管理良好，无蝇类滋生。

（3）社区、公共绿地等外环境散在的生活垃圾、宠物粪便等清理及时，无蝇类滋生。

苍蝇滋生地治理评价评分依据见表9-1-9。

表9-1-9　苍蝇滋生地治理评价评分依据

评价等级	评价内容及要求	评分
好	垃圾中转站、垃圾桶、厕所等管理到位；散在生活垃圾、宠物粪便等清理彻底；绝大多数楼栋垃圾通道封闭；检查中蝇类滋生物偶见，发现蝇类阳性滋生地≤2处/天	9～10

续表

评价等级	评价内容及要求	评分
合格	垃圾中转站、垃圾桶、厕所等管理一般；散在生活垃圾、宠物粪便等清理一般；大多数楼栋垃圾通道封闭；检查中蝇类滋生物少见，发现蝇类阳性滋生地3~4处/天	7~8
不合格	垃圾中转站、垃圾桶、厕所等管理较差；散在生活垃圾、宠物粪便等清理不到位；楼栋垃圾通道未封闭多见；检查中蝇类滋生物多见，发现蝇类阳性滋生地>4处/天	0~6

9. 食品相关行业和场所防蝇设施

条款分值：4分。

条款依据：标准第45条、释义第210条。

餐饮店、食品店、单位食堂、宾馆饭店、食品加工场所以及商场、超市、早夜市、农贸市场的食品摊位等，应建立完善的防蝇设施。（以店或自然摊位或独立商户为单位，一处不合格，则判定一个店或一个自然摊位防蝇不合格）

食品相关行业和场所防蝇设施评价评分依据见表9-1-10。

表9-1-10　食品相关行业和场所防蝇设施评价评分依据

评价等级	评价内容及要求	评分
好	绝大多数（>90%）重点场地防蝇设施合格	9~10
合格	大多数（80%~90%）重点场地防蝇设施合格	7~8
不合格	部分（<80%）重点场地防蝇设施合格	0~6

10. 重点行业和单位防鼠设施

条款分值：4分。

条款依据：标准第45条、释义第210条。

餐饮店、食品店、单位食堂、宾馆饭店厨房、食品库房、粮库、食品加工场所、通信机房、重要档案馆等应建立完善的防鼠设施，避免鼠类从外环境进入室内。（防鼠设施检查时以店为单位，一处不合格则一个店防鼠设施不合格）

重点行业和单位防鼠设施评价评分依据见表9-1-11。

表9-1-11 重点行业和单位防鼠设施评价评分依据

评价等级	评价内容及要求	评分
好	绝大多数（＞90%）餐饮店、熟食店、食堂、宾馆饭店后厨、食品加工场所等重点场所防鼠设施合格，鼠类不能进入室内	9～10
合格	大多数（80%～90%）重点场地防鼠设施合格	7～8
不合格	部分（＜80%）重点场地防鼠设施合格	0～6

11. 鼠类密度控制情况

条款分值：4分。

条款依据：标准第45条、释义第209条。

（1）外部环境：道路两侧、居民区、城乡接合部、绿地、公厕周边、垃圾中转站周边、单位院内、食品加工厂等外环境，鼠类控制较好，鼠和鼠迹少。

（2）室内场所：餐饮店、食品店、宾馆饭店、食堂、食品库房、食品加工场所以及农贸市场等，鼠和鼠迹少，鼠密度控制较好。

鼠类密度控制情况评价评分依据见表9-1-12。

表9-1-12 鼠类密度控制情况评价评分依据

评价等级	评价内容及要求	评分
好	平均检查1天，外环境发现鼠迹＜5处；室内鼠迹＜3处；且未见活鼠	9～10
合格	平均检查1天，外环境发现鼠迹5～8处；室内鼠迹3～6处；活鼠不超过1只	7～8
不合格	平均检查1天，外环境发现鼠迹＞8处；室内鼠迹＞6处；活鼠≥2只	0～6

12. 蝇类密度控制情况

条款分值：4分。

条款依据：标准第45条、释义第209条。

（1）冷荤间、糕点店、熟食店等加工销售直接入口食品的场所无蝇；农贸市场、商场超市、早夜市等销售直接入口食品的专间和摊点无蝇。

（2）餐饮、食堂以及农贸市场、商场超市、机场、火车站、长途汽车站食品销售区、餐饮区等重点场所，绝大多数无蝇，有蝇房间平均蝇类数量≤3只。

（3）道路两侧、住宅小区、单位院内、城乡接合部、公共绿地、农贸市场（开放式）、早夜市、废品收购站、垃圾中转站、公厕等个别场所或区域有蝇，且数量较少。

蝇类密度控制情况评价评分依据见表9-1-13。

表9-1-13　蝇类密度控制情况评价评分依据

评价等级	评价内容及要求	评分
好	冷荤间、食品店、熟食摊点等加工、销售直接入口食品场所，未见苍蝇；绝大多数（＞90%）餐饮、食堂、食品销售区等重点场所未见苍蝇；外环境个别区域有蝇，且数量较少	9~10
合格	冷荤间、食品店、熟食摊点等加工、销售直接入口食品场所，偶然发现有蝇；大多数（80%~90%）餐饮、食堂、食品销售区等重点场所未发现苍蝇；外环境部分区域有蝇，且数量较少	7~8
不合格	加工、销售直接入口食品场所多次发现有蝇；部分（＜80%）餐饮、食堂等重点场所未发现苍蝇；外环境蝇类多见，且数量较多	0~6

13.蚊虫密度控制情况

条款分值：4分。

条款依据：标准第45条、释义第209条。

社区、单位院内、公园、工地、公共绿地、汽修店、轮胎集放地以及其他公共外环境，成蚊控制较好，密度低；绝大多数当地居民对蚊虫叮咬情况反映是正面的。

蚊虫密度控制情况评价评分依据见表9-1-14。

表9-1-14　蚊虫密度控制情况评价评分依据

评价等级	评价内容及要求	评分
好	检查期间检查人员被叮咬次数<2次/（天·人），（或蚊虫停落指数平均≤2）；绝大多数（＞90%）当地居民对蚊虫叮咬（密度）情况反映是正面的	9~10
合格	检查期间检查人员被叮咬次数2~4次/（天·人），（或蚊虫停落指数平均≤3）；大多数（70%~90%）当地居民对蚊虫叮咬情况反映是正面的	7~8
不合格	检查期间检查人员被叮咬次数>4次/（天·人），（或蚊虫停落指数平均>3）；部分（＜70%）当地居民对蚊虫叮咬情况反映是正面的	0~6

14.蟑螂密度控制情况

条款分值：4分。

条款依据：标准第45条、释义第209条。

餐饮店、食堂、食品店、食品加工场所、居民家庭，以及商场超市、农贸市场、机场、车站的食品和餐饮区等重点场所，蟑螂得到有效控制，蟑螂密度低，蟑螂尸体、卵荚等蟑迹清理彻底。

蟑螂密度控制情况评价评分依据见表9-1-15。

表9-1-15　蟑螂密度控制情况评价评分依据

评价等级	评价内容及要求	评分
好	重点场所蟑螂控制较好，检查中发现活蟑≤2处/天，发现蟑迹<4处/天；随机询问居民，绝大多数（>90%）反映居家无蟑螂	9~10
合格	重点场所蟑螂控制一般，检查中发现活蟑3~4处/天，发现蟑迹4~8处/天；随机询问居民，大多数（70%~90%）反映居家无蟑螂	7~8
不合格	重点场所蟑螂控制较差，检查中发现活蟑>4处/天，发现蟑迹>8处/天；随机询问居民，部分（<70%）反映居家无蟑螂	0~6

第二节　国家卫生城镇病媒生物滋生地调查及治理

一、病媒生物滋生地调查方案

病媒生物滋生地是指这些生物繁殖、滋生的场所，如垃圾投放点、水厕、旱厕、污水沟（管）、死水池（溏）、牲口棚（圈）、废品收购站等。开展病媒生物学生地调查的目的是查清城区鼠、蚊、蝇、蟑螂滋生场所并采取有效治理措施，减少病媒生物的繁殖，控制密度。

1.主要病媒生物滋生地

（1）鼠类滋生地：城区鼠类主要种类有褐家鼠、黄胸鼠、小家鼠。褐家鼠喜欢栖息于温度稳定、潮湿的地方，它适应于掘洞营巢，离开土壤是很难生存下去的。小家鼠喜欢栖息于干燥、离食源近的场所、墙基、角落、仓库货堆、保温层、箱柜、抽屉等。主要栖息或侵入的场所有宾馆、饭店、小餐饮店、单位食堂、商场、超市库房、农贸市场、垃圾收集站、建筑工地、下水通道、闲置房屋和杂物堆放处等。如小餐饮店的操作间、储藏间，饲养场、饲料库周围，废料堆积处以及院落绿化带等。

（2）蚊类滋生地：城区蚊虫主要种类有淡色库蚊、三带喙库蚊、中华按蚊、白纹伊蚊、刺扰伊蚊、骚扰阿蚊等。主要滋生环境有室内外各种积水、污水（阴沟、明沟、排水井，浊水塘、臭水坑）、垃圾、杂草丛等，各种景观水体，以及城市内河、湖等大型水体。

积水型滋生地：① 由于缺少合理的下水道系统或因下水道管理不好而导致的地面积水。② 居民区的排水沟、井等。③ 住户、商店等抛弃的各种器皿，如破缸、碎瓶、罐头盒等的积水。④ 建筑工地随意挖土造成的洼地、土坑以及临时使用的水泥池等积水。⑤ 特殊行业或场所，如轮胎厂或翻造厂、废品收集站、缸罐等陶器堆放处以及酿造作坊等的废旧轮胎、塑料盒、铁桶等积水。

（3）蝇类滋生地：城区苍蝇常见种类有家蝇、厩腐蝇、巨尾阿丽蝇、丝光绿蝇、大头金蝇、黑尾黑麻蝇和夏厕蝇等。主要滋生场所有生活垃圾收集及清运场所，粪坑、畜舍、厕所、农贸市场、肉类加工地、餐厅、厨房、工地等。主要滋生地类型有人粪类、畜粪类、腐败动物质类、腐败植物质类、垃圾类。

（4）蟑螂滋生地：常见蟑螂种类有德国小蠊、美洲大蠊、黑胸大蠊、日本大蠊。蟑螂滋生场所有宾馆、饭店、小餐饮、居民区、超市、商场、医院、农贸市场等。特别注意地下室、下水道、厕所、暖气沟等蟑螂容易滋生的场所。

2. 调查方法

（1）调查公共区域和外环境病媒生物滋生地，以街道办为基本单元调查公共区域内的河流、湖泊、沟渠、排水沟、排水井、绿化带、绿地、建筑工地、空地、公厕、果皮箱、垃圾容器、垃圾中转站、废品收购站、轮胎存放处、城乡接合部、养殖场、牲口棚等。

（2）调查各种类型单位场所病媒生物滋生地，以各类单位如机关、学校、医院、车站、农贸市场、宾馆、饭店、商场、超市等为基本单元调查单位场所内厕所、垃圾投放点、排水沟、排水井、绿化林（带）、绿地、空地、房前屋后、杂物堆放、景观水体、消防储水、地下室、屋顶、锅炉房、仓库、浴室、食堂、道路两侧等。

（3）调查餐饮、粮食、食品加工等重点单位场所室内病媒生物滋生地，以单位（如餐饮店、饭店、食堂、食品厂等）为基本单元调查单位内部垃圾容器、厕所、地沟、杂物堆放、卫生死角等。

3. 结果汇总

（1）由街道办（镇）或部门分类汇总所属区域和单位不符合规范要求的滋生地情况，并书写调查报告，提出治理措施或方案。报告和汇总表报区或县爱卫办。

（2）由区或县爱卫办分类汇总所属街道办（镇）不符合规范要求滋生地情况，书写调查报告，提出治理措施或方案，检查落实滋生地治理情况。设区的市区爱卫办应将报告和汇总表报市爱卫办。

（3）市爱卫办分类汇总所属区和部门不符合规范要求的滋生地情况，并书写调查报告，提出治理措施或方案，并检查落实滋生地治理情况。要求滋生地处理率＞95%，治理后合格率＞80%。

二、病媒生物滋生地治理方案

坚持整体防制观念，采取治理环境与药物消杀相结合的综合防制措施，以治理"四害"滋生环境和场所为重点，药物与诱杀、捕杀相结合，化学防制、物理防制、生物防制等多种方法并用，对"四害"滋生、繁殖的各个时期进行综合消杀和控制，全面落实好各项工作措施。

1. 灭鼠工作

灭鼠达标活动采取综合防制措施，以治理老鼠滋生地为主，开展环境卫生整治活动，减少老鼠滋生场所，坚持"有鼠灭鼠，无鼠防鼠"的工作原则，在广泛发动职工积极开展清理鼠类滋生场所的同时，做到科学灭鼠、合理用药，确保灭鼠工作取得最佳效果。

灭鼠工作要求与标准：

（1）要彻底清除辖区环境杂物、堆放物，封堵鼠洞；做到垃圾日产日清，断绝老鼠的食源、水源。

（2）站内办公场所发现室内和站区有鼠洞的，要及时堵塞并设置相应的防鼠设施。

2. 灭蚊蝇工作

灭蚊蝇工作是除"四害"工作的重中之重。按照蚊蝇的生态规律，5—10月为集中喷药消杀时间。在此期间，按规定一般每月消杀两次，切实做到科学消杀、合理用药。切实做到任务落实，措施到位，责任到人，确保蚊蝇密度达标。

灭蚊蝇工作要求与标准：

结合环境卫生整治，彻底消除蚊蝇滋生地，加强对垃圾、下水道及各类废弃物等蚊蝇滋生地的清理，有效控制和减少蚊蝇滋生场所；生活垃圾做到日产日清，垃圾容器要保持密闭，不遗留散在暴露垃圾；公厕要定时冲洗，保持整洁。

3. 灭蟑工作

灭蟑工作要求与标准：对办公场所的蟑螂防制工作不能放松。一经发现，要采取果断措施，坚决予以灭杀。

实施步骤：

整个除"四害"工作分3个阶段进行：

第一阶段：宣传发动阶段。完成摸底调查、制定方案、宣传发动，在抓好环境治理的基础上，按时开展药物消杀工作。

第二阶段：全面实施阶段。深入开展爱国卫生运动，从基础工作入手，全面开展整治环境卫生，消除"四害"滋生环境，抓好"四害"消杀工作，落实防护设施。

第三阶段：检查验收阶段。巩固除"四害"成果，整理除"四害"档案资料。做好总结。

保障措施：

（1）加强组织领导。成立除"四害"领导小组，全面负责除"四害"工作的组织、协调、实施。制订除"四害"工作规划和计划，实行目标管理，各司其职、各负其责，分阶段、有重点地抓好落实，确保按期完成除"四害"工作达标任务。

（2）突出重点，抓好落实。重点辖区单位、居民区及辖区公厕加强管理，对重点部位出现问题，因组织不力、措施不当、认识程度不够造成不良后果的，将直接追究有关责任人的责任。

"四害"滋生地治理记录和滋生地治理效果观察记录见表9-2-1和表9-2-2。

表9-2-1 "四害"滋生地治理记录

序号	时间	地点	治理内容采取措施	备注
1	×月×日	卫生间	对公厕冲水设施进行维修，检查保温设施	

序号	时间	地点	治理内容采取措施	备注

表9-2-2 滋生地治理效果观察记录

序号	观察时间	治理时间	地点	治理时采取措施	治理效果	备注
1	×月×日	×月×日	××小区	对公厕冲水设施进行维修，检查保温设施	良好	

第十章　媒介生物密度控制相关国家标准

第一节　《病媒生物密度控制水平　蚊虫》
（GB/T　27771—2011）

1　范围

本标准规定了城镇蚊虫的密度控制水平，包括小型积水、大型积水、人诱蚊的密度控制水平。

本标准适用于城镇蚊虫控制的效果评价。

2　规范性引用文件

下列文件对于本文件的应用是必不可少的。凡是注日期的引用文件，仅注日期的版本适用于本文件。凡是不注日期的引用文件，其最新版本（包括所有的修改单）适用于本文件。

GB/T 23797　病媒生物密度监测方法　蚊虫

3　术语和定义

下列术语和定义适用于本文件。

3.1　蚊虫 mosquito

昆虫纲双翅目蚊科的昆虫，分为卵、幼虫、蛹和成虫四个虫态。

3.2　蚊虫密度 density

在单位时间或一定区域中蚊虫的数量。

3.3　控制水平 control level

通过采取有效控制措施将蚊虫危害降低至本标准规定的密度水平。

3.4　路径指数 route index

累计检查每1 000 m路径所发现蚊幼虫阳性积水处数。

3.5　阳性积水处 positive site

评价人员所观察到的有蚊虫幼虫、蛹滋生的各类容器积水、各类坑洼积水和各类排水系统的井口积水等。

3.6　采样勺 dip

用于蚊虫幼虫采集的容积500 mL的长柄勺。

3.7　阳性勺 positive dip

从水体中用采样勺取水，发现有蚊虫幼虫和蛹的取样。

3.8　采样勺指数 dip index

对大中型水体，包括池塘、湖泊和河流，沿岸每隔10 m，用采样勺取水，阳性勺占取样勺的百分比。

3.9　蚊虫的停落指数 landing index

评价人在公园、花房、汽修厂、轮胎集放地，暴露右小腿，上午8：00～10：00或16：00～18：00观察在0.5 h内腿上蚊虫的停落数，计算蚊虫停落指数（停落蚊数/人次）。

评价人在居民区、单位、公共场所等外环境，暴露右小腿，日落后0.5 h，观察在0.5 h内腿上蚊虫的停落数，计算蚊虫停落指数（停落蚊数/人次）。

3.10　单位 unit

评价的具体场所，如机关、企业、学校、医院、公园、居民区等。

4　检查方法

依据GB/T 23797进行检查。

5　蚊虫密度控制水平

5.1　城镇

5.1.1　小型积水蚊虫密度控制水平分为以下等级：

a）A级：路径指数小于或等于0.1；

b）B级：路径指数小于或等于0.5；

c）C级：路径指数小于或等于0.8。

5.1.2　大中型水体蚊虫密度控制水平分为以下等级：

a）A级：采样勺指数小于或等于1%，平均每阳性勺少于3只蚊虫幼虫和蛹；

b）B级：采样勺指数小于或等于3%，平均每阳性勺少于5只蚊虫幼虫和蛹；

c）C级：采样勺指数小于或等于5%，平均每阳性勺少于8只蚊虫幼虫和蛹。

5.1.3 外环境蚊虫密度控制水平分为以下等级：

a）A级：停落指数小于或等于0.5；

b）B级：停落指数小于或等于1.0；

c）C级：停落指数小于或等于1.5。

5.2 单位

对一个单独的单位进行蚊虫密度控制水平评价时，要求不得有阳性的各类积水容器和各类坑洼积水。

6 抽样原则

6.1 在城镇范围内，选择不同方位的区域，随机抽样。

6.2 抽查数量见附录A，上下幅度不超过5%。

7 评价

本标准将蚊虫密度控制水平定为A、B、C三级，其中，C级为蚊虫密度控制的容许水平，只有所有指标同时符合某一级别水平的要求时，方可视为达到了相应的级别水平。

附 录A

（规范性附录）

评价城镇蚊虫控制水平的抽查数量

表A.1 评价常见环境类型蚊虫控制水平的抽查数量表

城市规模	200万以上人口		100万～200万人口		50万～100万人口		10万～50万以下人口		10万以下人口	
	单位数	延长米	单位数	延长米	单位数	延长米	单位数	延长米	单位数	延长米
居委会	40	5 000	30	4 000	20	3 000	10	2 000	5	1 000
单位（有独立院落）	50	5 000	35	4 000	20	3 000	15	2 000	10	1 000
建筑工地	20	5 000	15	4 000	12	3 000	8	2 000	3	1 000
道路（雨水井口）	—	5 000	—	4 000	—	3 000	—	2 000	—	1 000

表A.2 评价其他环境类型蚊虫控制水平的抽查数量表

城市规模	200万以上人口	100万~200万人口	50万~100万人口	10万~50万以下人口	10万以下人口
大中型水体/个	20	15	10	5	3
特殊场所诱蚊/人次	15	10	8	5	3

第二节 《病媒生物密度控制水平 蝇类》
（GB/T 27772—2011）

1 范围

本标准规定了城镇蝇类控制中应达到的室内成蝇阳性率及密度、室内外蝇类滋生率、防蝇设施合格率的城镇蝇类控制水平。

本标准适用于城镇范围内蝇类密度控制评价。

2 规范性引用文件

下列文件对于本文件的应用是必不可少的。凡是注日期的引用文件，仅注日期的版本适用于本文件。凡是不注日期的引用文件，其最新版本（包括所有的修改单）适用于本文件。

GB/T 23796 病媒生物密度监测方法 蝇类

3 术语和定义

下列术语和定义适用于本文件。

3.1 蝇类 fly

蝇类为昆虫纲双翅目环裂亚目有瓣类昆虫，分为卵、幼虫、蛹和成虫四个虫态。

3.2 防蝇设施 fly proof facilities

能够阻挡蝇类进入室内或接触食物的设施，如纱门、纱窗、风幕机、门帘、纱罩等。

3.3 控制水平 control level

通过采取有效措施，将成蝇阳性率及密度、室内外蝇类滋生率、防蝇设施不合格率降低至本标准规定的水平范围内。

3.4 有蝇房间阳性率 percent of the rooms that were aggrieved by flies

检查中发现室内有蝇类活动的标准间数占整个检查标准间数的百分比。

3.5 阳性房间蝇密度 fly density of room

检查时室内有蝇活动标准间中平均每间所占有的蝇数。

3.6 滋生地 breeding site

存在适宜于蝇类滋生的腐败动物、腐败植物、人类、禽畜粪和生活垃圾的容器或地点。

3.7 单位 unit

评价的具体场所，如机关、企业、学校、医院、餐饮店、商场、超市等。

4 检查方法

4.1 室内成蝇、滋生地

依据GB/T 23796 进行检查。

4.2 防蝇设施

依据生产销售直接入口食品的场所（如厨房、熟食间、无包装食品橱柜等），应安装防蝇设施的原则，检查需安装防蝇设施的场所数以及合格防蝇设施场所数，计算防蝇设施合格率。

5 蝇类控制水平

5.1 城镇

5.1.1 生产销售直接入口食品的场所不得有蝇。室内不得存在蝇类滋生地。

5.1.2 室内成蝇密度控制水平分为以下等级：

　　a）A级：有蝇房间阳性率小于或等于3%，阳性间蝇密度小于或等于3只/间；

　　b）B级：有蝇房间阳性率小于或等于6%，阳性间蝇密度小于或等于3只/间；

　　c）C级：有蝇房间阳性率小于或等于9%，阳性间蝇密度小于或等于3只/间。

5.1.3 室外蝇类滋生地密度控制水平分为以下等级：

　　a）A级：蝇类滋生地阳性率小于或等于1%；

　　b）B级：蝇类滋生地阳性率小于或等于3%；

　　c）C级：蝇类滋生地阳性率小于或等于5%。

5.1.4 防蝇设施分为以下等级：

　　a）A级：防蝇设施合格率大于或等于98%；

　　b）B级：防蝇设施合格率大于或等于95%；

　　c）C级：防蝇设施合格率大于或等于90%。

5.2 单位

单位蝇类密度控制水平参照附录A进行评价。

6 抽样原则

6.1 在城镇范围内，选择不同方位的区域，随机抽样。

6.2 抽查数量见附录B，上下幅度不超过5%。

7 评价

本标准将蝇类密度控制水平定为A、B、C三级，其中，C级为蝇类密度控制的容许水平，只有所有指标同时符合某一级别水平的要求时，方可视为达到了相应的级别水平。

附　录A

（资料性附录）

单位蝇类密度控制水平

A.1 生产销售直接入口食品的场所不得有蝇。

A.2 室内成蝇密度控制水平分为以下等级：

a）A级：房间数60间以下的单位有蝇房间数为0，61间～100间的单位有蝇房间数不超过1间，阳性间蝇密度小于或等于3只/间。

b）B级：房间数30间以下的单位有蝇房间数为0，31间～60间的单位有蝇房间数不超过1间，61间～100间的单位有蝇房间数不超过3间，阳性间蝇密度小于或等于3只/间。

c）C级：房间数10间以下的单位有蝇房间数为0，11间～30间的单位有蝇房间数不超过1间，31间60间的单位有蝇房间数不超过3间，61间～100间的单位有蝇房间数不超过6间，阳性间蝇密度小于或等于3只/间。

A.3 室内外不得有蝇类滋生地。

A.4 防蝇设施全部合格。

附录B

（规范性附录）

评价城镇蝇类控制水平的抽样检查数量

表B.1　评价室内蝇类控制水平的抽样检查数量表

城市规模	200万以上人口		100万～200万人口		50万～100万人口		10万～50万人口		10万以下人口	
	单位数	房间数	单位数	房间数	单位数	房间数	单位数	房间数	单位数	房间数
餐饮店	80	800	60	600	40	400	20	200	10	100
商场超市	40	400	30	300	20	200	10	100	5	50
机关企业单位	40	400	30	300	20	200	10	100	5	50
饭店宾馆	20	200	15	150	10	100	6	60	3	30
农贸市场	12	120	9	90	6	60	3	30	2	20
医院	10	100	7	75	5	50	3	30	2	20
建筑拆迁工地	10	100	7	75	5	50	3	30	2	20
机场或车站	4	40	3	30	2	20	1～2	15	1	10
合计	216	2 160	161	1 620	108	1 080	57	565	30	300

注：以上各项如有缺项以餐饮店填补。

表B.2 评价室外蝇类莘生地蝇类控制水平的抽样数表

城市规模	200万以上人口		100万~200万人口		50万~100万人口		10万~50万以下人口		10万以下人口	
	检查单位数	容器数或延长米数	检查单位数	容器数或延长米数	检查单位数	容器数或延长米数	检查单位数	容器数或延长米数	检查单位数	容器数或延长米数
室外垃圾容器	—	200	—	150	—	100	—	50	—	25
垃圾中转站	—	20	—	15	—	10	—	5	—	2
外环境散在滋生地	40	400	30	3 000	20	2 000	15	1 500	10	1 000
公共厕所	—	20	—	15	—	10	—	5	—	2

注：外环境延长米包括农贸市场、车站、公共绿地、居民区等，每处不超过100 m。

第三节 《病媒生物密度控制水平 鼠类》
（GB/T 27770—2011）

1 范围

本标准规定了城镇鼠密度的控制水平以及相应的评价方法。

本标准适用于城镇鼠类控制效果评价。

2 规范性引用文件

下列文件对于本文件的应用是必不可少的。凡是注日期的引用文件，仅注日期的版本适用于本文件。凡是不注日期的引用文件，其最新版本（包括所有的修改单）适用于本文件。

GB/T 23798 病媒生物密度监测方法 鼠类

3 术语与定义

下列术语和定义适用于本文件。

3.1　室外环境 outdoor areas

室外的空地和绿地，如建筑工地、垃圾收集站、公园、动物园、绿地、河流湖泊沿岸、堤坝渠壁、道路两侧的空地或草地、铁道两侧、学校、单位院内、住宅区内空地等。

3.2　防鼠设施 rodent-proof structure or facilities

预防外环境或下水道的鼠类进入人群居住或活动的环境而建设的建筑物或防护装置。

3.3　路径指数 route index

累计检查每1 000 m路径所发现鼠和鼠迹的处数。

3.4　控制水平 control level

通过采取有效控制措施将城镇鼠类密度降低至本标准规定的某一水平范围内。

3.5　单位 unit

检查的具体场所，如农贸市场、饭店、宾馆、饮食店、机关食堂、副食店、食品加工厂、酿造厂、屠宰场、粮库、饲料厂、医院、机场、港口、火车站、汽车站等。

4　检查方法

4.1　防鼠设施

现场检查防鼠设施，不同类型的防鼠设施和判定标准见附录A。

4.2　室内、室外环境

鼠密度监测方法采用鼠迹法（见GB/T　23798）。

5　鼠密度控制水平

5.1　城镇

5.1.1　防鼠设施分为以下等级：

a）A级：防鼠设施合格率大于或等于97%；

b）B级：防鼠设施合格率大于或等于95%；

c）C级：防鼠设施合格率大于或等于93%。

5.1.2　室内鼠密度控制水平分为以下等级：

a）A级：鼠迹阳性率小于或等于1%；

b）B级：鼠迹阳性率小于或等于3%；

c）C级：鼠迹阳性率小于或等于5%。

5.1.3　外环境鼠密度控制水平分为以下等级：

a）A级：路径指数小于或等于1；

　　b）B级：路径指数小于或等于3；

　　c）C级：路径指数小于或等于5。

5.2 单位

　　单位鼠密度控制水平参照附录B进行评价。

6 抽样原则

6.1 在城镇范围内，选择不同方位的区域，随机抽样。

6.2 抽查数量见附录C，上下幅度不超过5%。

7 评价

　　本标准将鼠密度控制水平定为A、B、C三级，其中，C级为鼠类密度控制的容许水平，只有采用同一方法所有指标同时符合某一级别水平的要求时，方可视为达到了相应的级别水平。

附　录A

（规范性附录）

防鼠设施的要求

A.1 合格防鼠设施的判定

A.1.1 箅子和地漏

　　厨房操作间下水道出水口有竖箅子（金属栏栅），箅子缝小于10 mm；若无竖箅子，排水沟横箅子的箅子缝小于10 mm，且无缺损，地漏加盖。

A.1.2 门

　　门缝小于6 mm；木门和门框的底部包铁皮，高300 mm；食品库房门口有挡鼠板，高0.6 m。

A.1.3 管线孔洞

　　堵塞通向外环境的管线孔洞，没有堵死的孔洞，其缝隙不得超过6 mm。

A.1.4 排风扇

　　1楼或地下室排风扇或通风口有金属网罩，网眼不得超过6 mm。

A.1.5 窗户

　　1楼或地下室窗户玻璃无破损。

A.2 防鼠设施合格率的计算

　　15 m²折算1房间，5类防鼠设施中，有1类不合格就算该房间防鼠设施不合格。样本大小根据所调查城镇面积和人口数量来定。

A.2.2 防鼠设施合格率的计算方法

防鼠设施合格率计算见公式。

$$R_{spr} = \frac{N_{er}}{N_{cr}}$$ （A.1）

式中：

R_{spr}——防鼠设施合格率；

N_{er}——防鼠设施合格房间数；

N_{cr}——检查总房间数。

附 录 B

（资料性附录）

单位鼠密度控制水平

B.1　防鼠设施分为以下等级：

a）A级：房间数30间以下的单位防鼠设施完全合格，30间以上的单位防鼠设施不合格房间数不超过1间；

b）B级：房间数20间以下的单位防鼠设施完全合格，20间以上的单位防鼠设施不合格房间数不超过1间；

c）C级：房间数10间以下的单位防鼠设施完全合格，10间以上的单位防鼠设施不合格房间数不超过1间。

B.2　室内鼠密度控制水平分为以下等级：

a）A级：房间数60间以下的单位阳性房间数为0，60间以上的单位阳性房间数不超过1间；

b）B级：房间数30间以下的单位阳性房间数为0，30间以上的单位阳性房间数不超过1间；

c）C级：房间数20间以下的单位阳性房间数为0，20间以上的单位阳性房间数不超过1间。

B.3　外环境鼠密度　　不得有鼠洞、死鼠、活鼠等鼠迹。

附　录　C

（规范性附录）

评价城镇鼠类控制水平的抽样量

表C.1　评价室内鼠类控制水平的抽样量表

城市规模	200万以上人口		100万～200万人口		50万～100万人口		10万～50万人口		10万以下人口	
	单位数	房间数	单位数	房间数	单位数	房间数	单位数	房间数	单位数	房间数
餐饮店	80	800	60	600	40	400	20	200	10	100
商场、超市	40	400	30	300	20	200	10	100	5	50
机关，企业单位	40	400	30	300	20	200	10	100	5	50
饭店宾馆	20	200	15	150	10	100	6	60	3	30
农贸市场	12	120	9	90	6	60	3	30	2	20
学校	10	100	8	80	6	60	4	40	2	20
医院	10	100	7	75	5	50	3	30	2	20
建筑拆迁工地	10	100	7	75	5	50	3	30	2	20
居（家）委会	8	80	5	50	5	50	3	30	2	20
机场或车站	4	40	3	30	2	20	3	15	1	10
合计	234	2 340	174	1 750	119	1 190	64	635	34	340

注：以上各项如有缺项以餐饮店填补。

表C.2　评价外环境鼠类控制水平抽样量表

城市规模	200万以上人口		100万~200万人口		50万~100万人口		10万~50万人口		10万以下人口	
	检查单位数	延长米数	检查单位数	延长米数	检查单位数	延长米数	检查单位数	延长米数	检查单位数	延长米数
公共绿地，公园或道路两侧	10	1 000	8	800	5	500	4	400	2	200
垃圾中转站或公共厕所	5	500	5	500	5	500	3	300	2	200
单位或居民区院内	10	1 000	7	700	5	500	5	500	3	300
农贸市场、工地或车站	5	500	5	500	5	500	3	300	3	300
合计	30	3 000	25	2 500	20	2 000	15	1 500	10	1 000

注：外环境延长米包括公共绿地、农贸市场、车站、公共绿地、居民区等，每处不超过100 m。

第四节　《病媒生物密度控制水平　蜚蠊》
（GB/T　27773—2011）

1　范围

本标准规定了城镇的蜚蠊成若虫侵害率、卵鞘查获率及蟑迹应达到的控制水平。

本标准适用于城镇的蜚蠊密度控制水平效果评价。

2　规范性引用文件

下列文件对于本文件的应用是必不可少的。凡是注日期的引用文件，仅注日期的版本适用于本文件。凡是不注日期的引用文件，其最新版本（包括所有的修改单）适用于本文件。

GB/T 23795　病媒生物密度监测方法　蜚蠊

3　术语和定义

下列术语和定义适用于本文件。

3.1 蜚蠊 cockroach

昆虫纲蜚蠊目昆虫，仅涉及给人类造成危害的室内蜚蠊种类。

3.2 密度 density

在一定时间内，单位面积或单位空间内蜚蠊的数量。

3.3 控制水平 control level

通过采取有效控制措施将室内蜚蠊密度降低至本标准规定的某一水平范围内。

3.4 成若虫侵害率 rate of adult and nymphae infraction

在100间房间（以15 m^2/间折算）或100处空间内发现蜚蠊成虫或若虫的阳性间（处）数，以百分率表示。

3.5 卵鞘查获率 rate of egg

在100间房间（以15 m^2/间折算）或100处空间内发现蜚蠊卵鞘的阳性间（处）数，以百分率表示。

3.6 蟑迹 cockroach trace

蜚蠊的尸体、残尸、空卵鞘壳、粪便等。

3.7 蟑迹查获率 rate of cockroach trace

在100间房间（以15 m^2/间折算）或100处空间内发现蟑迹的阳性间（处）数，以百分率表示。

3.8 单位 unit

评价的具体场所，如机关、企业、学校、医院、餐饮店、商场、超市等。

4 检查方法

依据GB/T 23795中目测法进行检查。

5 蜚蠊密度控制水平

5.1 城镇

5.1.1 成若虫侵害率分为以下等级：

a）A级：蜚蠊成若虫侵害率小于或等于1%，平均每阳性间（处）成若虫数小蠊小于或等于5只，大蠊小于或等于2只；

b）B级：蜚蠊成若虫侵害率小于或等于3%，平均每阳性间（处）成若虫数小蠊小于或等于10只，大蠊小于或等于5只；

c）C级：蜚蠊成若虫侵害率小于或等于5%，平均每阳性间（处）成若虫数小蠊小于或等于10只，大蠊小于或等于5只。

5.1.2 卵鞘查获率分为以下等级：

a）A级：蜚蠊卵鞘查获率小于或等于1%，平均每阳性间（处）卵鞘数小于或等于2只；

b）B级：蜚蠊卵鞘查获率小于或等于2%，平均每阳性间（处）卵鞘数小于或等于4只；

c）C级：蜚蠊卵鞘查获率小于或等于3%，平均每阳性间（处）卵鞘数小于或等于8只。

5.1.3 蟑迹查获率分为以下等级：

a）A级：蟑迹查获率小于或等于3%；

b）B级：蟑迹查获率小于或等于5%；

c）C级：蟑迹查获率小于或等于7%。

5.2 单位

单位蜚蠊密度控制水平参照附录A进行评价。

6 抽样原则

6.1 在城镇范围内，选择不同方位的区域，随机抽样。

6.2 抽查数量见附录B，上下幅度不超过5%。

7 评价

本标准将蜚蠊密度控制水平定为A、B、C三级，其中C级为蜚蠊密度控制的容许水平，只有成若虫侵害率、卵鞘查获率及蟑迹查获率同时符合某一级别控制水平的要求时，方可视为达到了相应的级别水平。

附 录 A

（资料性附录）

单位蜚蠊密度控制水平

A.1 成若虫侵害率分为以下等级：

a）A级：房间数60间以下的单位侵害房间为0，60间以上的单位侵害房间不超过1间；

b）B级：房间数60间以下的单位侵害房间不超过1间，60间以上的单位侵害房间不超过2间；

c）C级：房间数60间以下的单位侵害房间不超过2间，60间以上的单位侵害房间不超过3间。

A.2 卵鞘查获率分为以下等级：

a）A级：房间数60间以下的单位卵鞘查获房间为0，60间以上的单位卵鞘查获房间不超过1间；

b）B级：房间数60间以下的单位卵鞘查获房间不超过1间，60间以上的单位卵鞘查获房间不超过2间；

c）C级：房间数60间以下的单位卵鞘查获房间不超过2间，60间以上的单位卵鞘查获房间不超过3间。

A.3 蟑迹查获率分为以下等级：

a）A级：房间数60间以下的单位蟑迹查获房间为0，60间以上的单位蟑迹查获房间不超过2间；

b）B级：房间数60间以下的单位蟑迹查获房间不超过2间，60间以上的单位蟑迹查获房间不超过3间；

c）C级：房间数60间以下的单位蟑迹查获房间不超过3间，60间以上的单位蟑迹查获房间不超过5间。

附 录 B

（规范性附录）

评价城镇蜚蠊控制水平的抽查数量

表B.1 评价城镇蜚蠊控制水平的抽查数量表

城市规模	200万人口以上		100万～200万人口		50万～100万人口		10万～50万以下人口		10万以下人口	
类型	单位数	房间数	单位数	房间数	单位数	房间数	单位数	房间数	单位数	房间数
餐饮店	150	1 500	100	1 000	80	800	50	500	30	300
机关单位	75	750	50	500	40	400	30	300	15	150
宾馆	30	300	20	200	15	150	10	100	5	50
医院	8	80	6	60	4	40	3	30	1	10
商场、超市	15	150	10	100	8	80	5	50	2	20
机场或车站	3	30	3	30	2	20	1	10	1	10
学校	15	150	12	120	8	80	6	60	3	30
农贸市场	6	60	4	40	3	30	2	20	1	10
居（家）委会	8	80	5	50	5	50	3	30	2	20
合计	310	3 100	210	2 100	165	1 650	110	1 100	60	600

注：以上各项如有缺项，以餐饮店填补，每个居（家）委会入户检查10户居民。

附　录

附录1　病媒生物控制相关名词

（1）病媒生物：能通过生物和（或）机械方式将病原生物从传染源或环境向人类传播的生物。主要包括节肢动物中的蚊、蝇、蟑螂、蚤、白蛉、虱、蜱、螨和啮齿动物的鼠类等。

（2）外来种：非本地原有的病媒昆虫种类。

（3）种群：在同一地域生活、相互影响、彼此能交配繁殖的同种病媒昆虫个体组成的群体。

（4）种群密度：单位面积或空间内同种病媒昆虫的个体数。

（5）种群动态：种群大小在一定的时间和空间范围内的变化过程。

（6）滞育：病媒昆虫在温度和光周期变化等外界因子的诱导下，通过体内生理编码过程控制的发育停滞状态。

（7）趋光性：指生物对光刺激的趋向性，表现为生物体向光源方向移动的行为习性。

（8）阳性积水：有蚊虫的卵、幼虫或蛹的积水。

（9）布雷图指数：居民家庭内、外环境中，查出的白纹伊蚊或埃及伊蚊阳性容器数，以100户中阳性容器数量表示。

（10）有效粘蟑纸：粘到蟑螂，或未损坏、未移动且未粘到蟑螂的粘蟑纸。

（11）蟑迹：蟑螂的尸体以及残存的肢、体、翅、蜕皮、粪便、空卵鞘等。

（12）空间喷雾：通过杀虫器械使液体杀虫剂形成微小的雾粒散布于一定空间，雾粒直径小于50微米。

（13）滞留喷洒：主要以粉粒或药膜的方式覆盖在靶体表面上，以维持其持久药效的药剂喷洒方式。

（14）超低容量喷雾：利用一个超低容量喷头或高速涡旋气流等将杀虫剂原油或高浓度制剂分散成为很小的高浓度雾粒（雾粒直径<30微米），使靶标生物接触到雾粒中毒。

（15）保幼激素：昆虫在发育过程中由咽侧体所分泌的一种激素。在幼虫期，能抑制成虫特征的出现，使幼虫蜕皮后仍保持幼虫状态；在成虫期，有控制性发育、产生性引诱、促进卵子成熟等作用。

（16）熏蒸剂：是利用挥发时所产生的蒸汽杀有害生物的一类农药。

（17）悬浮剂：至少含有两种不溶于水的有效成分，以固体微粒和微细液珠形式稳定地分散在以水为连续流动相的非均相液体制剂。

（18）水乳剂：有效成分溶于有机溶剂中，并以微小的液珠分散在连续相水中，成非均相乳状液制剂。

（19）多剂量杀鼠剂：能抑制体内凝血酶原的合成和使毛细血管壁脆裂，导致内脏出血不凝、流血不止，鼠多次摄食在数天后累积中毒死亡的杀鼠药。

（20）毒饵盒：一种盛装供鼠取食毒饵的可移动容器，其主要作用是减少或避免非靶标动物误食和延长毒饵的使用时间。

（21）毒饵站：一种盛装供鼠取食毒饵的固定器具，其主要作用是减少非靶标动物的误食和延长毒饵的使用时间。

（22）抗药性：由于杀虫药剂的使用，在病媒生物种群中发展并可以遗传给后代的对杀死正常种群杀虫药剂剂量的忍受能力。

附录2　大型活动某市不同行业蟑螂侵害性监测评估方案

病媒生物监测与控制工作是保障公共卫生安全的重要举措，也是保障某市广大市民不受病媒生物及其相关疾病危害的重要前提。为了进一步掌握某市蟑螂的侵害情况及其种群地理分布，为科学灭蟑提供依据，特制定本调查技术方案。

一、调查目的

（1）掌握某市蟑螂种群、地理分布、侵害现状等。

（2）为制定科学合理的蟑螂防制方案提供依据，并制订切实可行的蟑螂综合治理措施，将靶标种群密度控制在不足为害范围之内。

二、调查和评估依据

《国家卫生计生委办公厅关于印发全国病媒生物监测方案的通知》（国卫办疾控函〔2016〕215号）、《中国疾病预防控制中心关于印发全国病媒生物监测实施方案的通知》（中疾控传防发〔2016〕56号）、《病媒生物密度监测方法　蜚蠊》（GB/T　23795—2009）。

三、调查点的选择

每个区（市）设点一个，每个调查点各抽取东、西、南、北、中5个区域进行调查，每个点对餐饮店、机关单位、宾馆、医院、商场超市、机场或车站、学校、农贸市场、居民户进行调查监测。调查监测单位数量见附表2-1。

附表2-1　某市各区市蟑螂侵害调查数量表

类型	单位数	房间数	备注
餐饮店	20	200	
机关单位	5	200	
宾馆	10	100	
医院	5	50	

类型	单位数	房间数	备注
商场超市	5	50	
窗口单位	1	10	
学校	5	50	
农贸市场	2	20	
居民户	50	100	
合计	113	630	

备注：

1. 以上各项如有缺项以餐饮店填补。所辖区域四星级以上酒店和二级以上医疗机构、重大外事活动定点的会场、下榻宾馆、参观场所必须全部监测。

2. 每个房间布2张粘蟑螂板。

四、调查与监测方法

（一）目测法

1. 器具

手电筒、安全帽。

2. 操作步骤

在监测房间内选择蟑螂栖息活动的场所，用手电筒照明，检查并记录每个场所3分钟内观察到的蟑螂种类、数量、活卵鞘数和蟑迹（空卵鞘壳、死尸、残尸等）数。房间按15平方米为1间折算。

3. 结果表述

（1）蟑螂成虫、若虫密度计算：

侵害率=［有蟑螂房间数（间）/监测总房间数（间）］×100%；

密度（只/间）=监测到的蟑螂总数（只）/监测总房间数（间）；

密度指数（只/间）=监测到的蟑螂总数（只）/有蟑螂房间数（间）。

（2）蟑螂活卵鞘密度计算：

侵害率=有蟑螂活卵鞘房间数（间）/监测总房间数（间）×100%；

密度（只/间）=监测到的活卵鞘总数（间）/监测总房间数（间）；

密度指数（只/间）=监测到的活卵鞘总数（间）/有活卵鞘房间数（间）。

（3）蟑迹密度计算：

阳性率=有蟑迹房间数（间）/监测总房间数（间）。

（二）粘蟑纸法

1. 器具

粘蟑纸，胶面规格为170毫米×100毫米。

2. 操作步骤

粘捕法：统一用粘蟑纸调查，粘蟑纸中央放2克新鲜面包屑等作为诱饵，每处布放不少于10张粘蟑纸，晚放晨收，记录粘捕到的蟑螂种类，以及雌、雄成虫和若虫数，并记录有效粘蟑纸数。农贸市场和超市布放在食品加工销售柜台，餐饮场所和宾馆布放在操作间及餐厅，医院布放在餐厅、病房，居民区布放在厨房，学校布放在餐厅及学生宿舍，机关单位布放在办公室、餐厅及卫生间。每个标准间（房间数按15平方米每间折算）放置1张，若监测点面积不足，须另加相同环境类型场所。

粘蟑纸放置12小时，晚放晨收。记录捕获蟑螂种类及数量，计算蟑螂粘捕率、侵害率、密度、密度指数。

3. 结果表述

蟑螂粘捕率=粘捕到蟑螂的粘蟑纸数（张）/有效粘蟑纸数（张）×100%；

侵害率=监测到蟑螂的房间数（间）/监测总房间数（间）；

密度（只/张）=粘捕到蟑螂数（张）/有效粘蟑纸数（张）；

密度指数（只/张）=粘捕到蟑螂数（只）/粘捕到蟑螂的粘蟑纸数（张）。

五、调查监测时间

监测时间：活动举行前半年。

六、数据收集、上报与分析反馈

市疾病预防控制中心对各区市疾病预防控制中心相关工作人员进行蟑螂监测技术培训工作。各区（市）组织开展本辖区的蟑螂监测工作，负责调查、收集和整理辖区内的监测数据，在监测工作结束后，将监测统计结果，连同原始表格及粘捕到蟑螂的粘蟑板一同报市疾病预防控制中心消毒与病媒生物防制科。

七、保障措施

某市政府及各区政府应高度重视重大活动病媒生物监测工作，保障蟑螂调查监测工作的经费支出；某市各级卫生计生行政部门要加强将重大外事活动病媒生物监测工作的管理。各级疾病预防控制部门应加强管理，建立病媒生物监测队伍，落实工作人员，采取具体措施以保证专业队伍的稳定，提供必要的监测设备和工作、防护条件，使用好监测经费，促进病媒监测与疾病监测工作的有机结合，确保病媒生物监测方案的顺利实施。

附录3　大型活动某市不同场所鼠类侵害性监测评估方案

病媒生物监测与控制工作是保障公共卫生安全的重要举措，也是保障某市广大市民不受病媒生物及其相关疾病危害的重要前提。为进一步掌握某市鼠类的侵害情况及其种群地理分布，为科学灭鼠提供科学依据，特制定本调查技术方案。

一、监测目的

（1）掌握某市鼠类的种群构成、地理分布及侵害现状。

（2）了解某市不同行业鼠侵害状况及防鼠设施是否完善。

（3）为科学合理地防灭鼠提供依据，并制订切实可行的病媒生物综合治理措施，将靶标种群密度控制在不足危害范围之内。

二、监测和评估依据

《国家卫生计生委办公厅关于印发全国病媒生物监测方案的通知》（国卫办疾控函〔2016〕215号）、《中国疾病预防控制中心关于印发全国病媒生物监测实施方案的通知》（中疾控传防发〔2016〕56号）、《病媒生物密度监测方法　鼠类》（GB/T　23798—2009）。

三、监测点的选择

某市各区（市）设点一个，每个监测点选择不同方位（东、西、南、北、中）区域进行随机抽样调查，每个监测点的具体检查场所包括餐饮店、机关单位、宾馆、医院、商场超市、机场或车站、学校、农贸市场、污水井、雨水井等场所。监测数量见附表3-1。

附表3-1　某市各区市鼠类侵害调查数量表

监测地点	单位数	房间数	备注
餐饮店	20	200	
机关单位食堂	10	100	
宾馆	10	100	

监测地点	单位数	房间数	备注
医院	2	20	
商场超市	5	50	
机场或火车站	1	10	
学校	5	50	
农贸市场	2	20	
污水井	10	10	
雨水井	10	10	
合计	75	570	

备注：

1. 以上各项如有缺项以餐饮店填补。

2. 所辖区域四星及以上酒店和二级以上医疗机构、重大外事活动定点的会场、下榻宾馆、参观场所必须全部监测。

3. 粘捕法和笼捕法可任选一种。

四、监测方法

（一）目测法

1. 防鼠设施检查

（1）防鼠设施：预防外环境或下水道的鼠类进入人群居住或活动的环境而建设的建筑物或防护装置。

（2）合格防鼠设施的判定：

算子和地漏：厨房操作间下水道出水口有竖算子（金属栏栅），算子缝小于10毫米；若无竖算子，排水沟横算子的算子缝小于10毫米，且无缺损，地漏加盖。

门：门缝小于6毫米；木门和门框的底部包铁皮，高300毫米；食品库房门口有挡鼠板，高0.6米。

管线孔洞：堵塞通向外环境的管线孔洞；没有堵死的孔洞，其缝隙不得超过6毫米。

排风扇：1楼或地下室排风扇或通风口有金属网罩，网眼不得超过6毫米。

窗户：1楼或地下室窗户玻璃无破损。

（3）防鼠设施不合格房间的判定：

15平方米折算1房间，5类防鼠设施中，有1类不合格就算该房间防鼠设施不合格。

（4）结果表述：

防鼠设施合格率=防鼠设施合格房间数/检查总房间数。

2. **鼠迹观察**

（1）器具：手电筒、镊子和计步器。

（2）操作步骤：

室内鼠密度：检查房间内鼠迹，如活鼠、鼠尸、鼠爪印、鼠粪、鼠咬痕、鼠洞、鼠道等，有1处鼠迹的房间就算鼠迹阳性房间。房间数按如下规定计算，即15平方米或不足15平方米房间算1间，大于15平方米房间按每15平方米为1间折算。以鼠迹阳性率表示鼠密度。

外环境鼠密度：沿选择的线路如公路或铁路两侧、河湖两岸或公共绿地行走，记录行走距离内发现鼠迹的处数。以路径指数表示鼠密度。

（3）结果表述：

室内鼠密度：鼠迹阳性率=阳性房间数（间）/总房间数（间）×100%。

室外鼠密度：路径指数（处/千米）=鼠迹数（处）/检查距离（千米）

（二）粘捕法

1. **器具**

粘鼠板，胶面规格为150毫米×200毫米。

2. **操作步骤**

将粘鼠板展开，紧靠墙基放置于室内鼠类经常活动或栖息的场所。每15平方米房间对角放置2张。粘鼠板应避免放置于阳光直射、水淋、地面潮湿的场所，并防止尘土等污物对粘鼠板的污染。记录经过一夜粘捕到的鼠的种类和数量。以粘捕率或粘捕指数表示鼠密度。

3. **结果表述**

（1）粘捕率：

粘捕率=捕鼠板数（块）/有效粘鼠板数（块）×100%。

（2）粘捕指数：

粘捕指数（只/块）=捕鼠数（只）/有效粘鼠板数（块）。

（三）盗食法

1. 器具

当地鼠类喜食、便于检查的饵料（如10毫米见方的红薯块或胡萝卜块），诱饵钩，细绳。

2. 操作步骤

打开下水道井盖，诱饵钩钩住饵料，用细绳将饵料掉入井内，置于鼠类活动场所，系牢绳子，盖好井盖，做好标记。次日检查，被鼠类盗食或留有齿痕的饵料即为阳性饵料。以盗食率表示鼠密度。

3. 结果表述

盗食率=阳性饵料数（块）/总饵料数（块）×100%。

五、监测时间

监测时间：活动举办前半年。

六、数据收集、上报与分析反馈

市疾控中心对各区（市）疾控中心相关工作人员进行鼠类监测技术培训工作。各区（市）组织开展本辖区的鼠类监测工作，负责调查、收集和整理辖区内的监测数据，在监测工作结束后，将监测统计结果，连同原始表格及捕获到的鼠及器具一同报送市疾病预防控制中心。

附录4　某市重大活动保障病媒生物监测要求及监测频次

附表4-1　某市蚊、鼠、蟑螂、蝇密度和侵害状况快速评估

种类	区域	环境	布点方式	方法	频次
蚊	核心保障区域	室外	各核心场馆	人诱停落法	每月1次；其中核心保障区域活动举办期间每旬1次
			各核心场馆周边小积水	路径法	
			各核心场馆中大型景观水体	勺舀法	
	重点保障区域、城市保障区域	室外	居民区、医院、建筑工地、机关单位、餐饮、公园各1处	人诱停落法	
				路径指数法	
			中大型水体各1处	勺舀法	
鼠		外环境	所有场馆周边延长2 000米	鼠迹法	提前半年完成全市不同行业鼠侵害性监测评估；举办活动半年内，每月1次；其中核心保障区域活动举办期间每旬1次
	核心保障区域	室内	所有场馆，粘捕法每个场馆布置20块，鼠迹法及防鼠设施全覆盖	粘捕法	
				鼠迹法	
				防鼠设施	

续表

种类	区域	环境	布点方式	方法	频次
鼠	重点保障区域、城市保障区域	外环境	建筑工地500米延长线，公共绿地500米延长线，单位或居民区院内500米延长线，河湖两岸500米延长线，共计2 000米延长线。如无建筑拆迁工地或河湖，则将监测数量加至其他场所类型中	鼠迹法	举办活动半年内至活动结束，每月1次；其中核心保障区域活动举办期间每旬1次
		室内	餐馆2个、宾馆饭店1个、单位食堂1个、农贸市场1个、食品制售或商场1个。粘捕法每15平方米放2块，总布放数不少于80块。鼠迹法全覆盖	鼠迹法 粘捕法（仅限城市保障区域） 防鼠设施	
蟑螂	核心保障区域	室内	所有核心场馆全覆盖	目测法	提前半年完成对全市不同行业蟑螂侵害监测评估。
	重点保障区域、城市保障区域	室内	餐馆2个、宾馆饭店（或招待所）1个、医院1个、单位食堂1个、食品制售或商场（店）1个。目测法全覆盖。粘捕法每个餐馆分别布放5张粘蟑纸，每个宾馆、医院、单位食堂、食品制售或商场（店）各布放10张粘蟑纸	目测法 粘捕法（仅限城市保障区域）	

续表

种类	区域	环境	布点方式	方法	频次
蝇类	核心保障区域	室外	所有核心场馆周边公厕、室内垃圾桶、垃圾中转站全覆盖	成蝇目测法	每月1次，核心区域活动举办期每旬1次
		室内	所有核心场馆全覆盖	幼虫目测法	
	重点保障区域、城市保障区域	室外	公厕1个，垃圾中转站1个，居民一楼楼道2个，垃圾箱5个	成蝇目测法	
				幼虫目测法	
		室内	餐馆2个，农贸市场1个，单位食堂1个。	成蝇目测法	
			农贸市场1个，垃圾桶5个	幼虫目测法	

附表4-2 某市蚊、鼠、蟑螂、蝇种群构成及季节消长规律

种类	区域	环境	布点方式	方法	频次
蚊	核心保障区域	室外	各核心场馆，每点布放1个诱蚊灯	CO_2灯诱法	每月2次
	重点保障区域	室外	围绕核心场馆平均分布选择4处监测点，每点布放诱蚊灯1个，若出现区域重叠可适当调整布点量		
	城市保障区域	室外	居民区、公园（含衡心公园）、医院各2处，农村选择民房和牲畜棚（牛棚和猪圈等）各2处。除牛棚、猪圈棚、其他以民房补齐，没有牲口棚的均在室外环境中进行，每个监测点布放CO_2诱蚊灯1个	CO_2灯诱法	每月2次
鼠	核心保障区域、重点保障区域	室内外	每个核心场馆及周边各选1个监测点，每点布放鼠笼20只。若各场馆距离较近，可适当调整布笼数	笼诱法	每月1次
	城市保障区域	室内外	居民区、特殊行业（餐饮、食品制售）和农村自然村3个类型的监测点各1个，每点布放鼠笼50只		
蟑螂	核心保障区域	室内	各核心场馆，每点布放20张粘蟑纸	粘捕法	

续表

种类	区域	环境	布点方式	方法	频次
蟑螂	重点保障区域	室内	围绕核心场馆平均分布选择4处监测点，监测点选择农贸市场、餐饮、宾馆等。每点布放10张粘蟑纸	粘捕法	每月1次
	城市保障区域	室内	农贸市场1处，餐饮2处，宾馆1处，医院1家和居民区1个，每点布放10张粘蟑纸。		
蝇	核心保障区域	室外	各核心场馆，每点布放2个诱蝇笼。	笼诱法	
	重点保障区域	室外	围绕核心场馆平均分布选择4处监测点，每点布放诱蝇笼1个，若出现现场监测点应可适当调整布点数量		
	城市保障区域	室外	农贸集市1处，餐饮外环境2处，绿化带1块，居民区1个，每点布放诱蝇笼1个		

附表4-3 某市媒介伊蚊布雷图指数监测

种类	区域	环境	布点方式	方法	频次
白纹伊蚊	核心保障区域	室内外	所有核心场馆及周边全覆盖	布雷图指数法	每月1次，核心保障区活动举办期间每旬1次
	重点保障区域	室内外	监测责任区内选择1个监测点，每点随机抽样调查不少于100户		
	城市保障区域	室内外	选择2个固定监测点和2个流动监测点，每点随机抽样调查不少于100户		

附表4-4 某市鼠类密度及侵害状况快速评估记录表

监测区域____区 监测单位:____ 街道____ 监测时间:____月 温度:____

监测场所	室内											防鼠设施			外环境		
	目测法			粉迹法			粘捕法						目测法			目测法		
	监测房间数	阳性房间数	鼠迹阳性率	有效粉块数	阳性粉块数	阳性率	有效粘鼠板数	捕鼠板数	捕鼠数/只	粘捕率	粘捕指数	监测房间数	阳性房间数	鼠迹阳性率	检查距离/千米	鼠迹数	路径指数
合计																	

填表人: 审核人: 填表日期:____年__月__日

233

附表4-5　某市鼠密度盗食法监测记录表

监测区域 ＿＿＿＿ 区　监测单位：＿＿＿＿　街道　监测月份：＿＿＿＿　月　温度：＿＿＿＿

监测地点	总饵料数	有效饵料数	阳性饵料数	备注
合计				

监测单位：＿＿＿＿　填表人：＿＿＿＿　审核人：＿＿＿＿　填表日期：＿＿＿＿年＿＿月＿＿日

附表4-6 某市蟑螂侵害状况快速评估记录表

监测区域 _____ 区 _____ 街道 _____ 监测月份: _____ 月 _____ 温度: _____

监测场所	监测间(处)数	目测法															粘捕法				
		成若虫									活卵鞘				蟑迹		布放张数	有效张数	粘捕张数	粘捕只数	粘捕率
		大蠊				德国小蠊					阳性间(处)数	查获数只	侵害率%	密度指数	阳性间数	侵害率%					
		阳性间(处)数	查获数只	侵害率%	密度指数	阳性间(处)数	查获数只	侵害率%	密度指数												
合计																					

填表人: 审核人: 填表日期: _____ 年 _____ 月 _____ 日

附表4-7 某市蝇类密度及侵害状况快速评估记录表

监测区域____ 区 监测单位:____ 街道 监测月份:____月

气温:____ 风力:____级 气候:晴 □ 多云 □ 阴 □

监测场所	目测法										粘捕法			防蝇设施		
	成蝇					幼虫与蛹					粘蝇条数	粘捕蝇只数	粘捕率	检查房间数	合格房间数	合格率
	监测标准间数	阳性标准间数	蝇数	成蝇侵害率	阳性间蝇密度	检查滋生地处	阳性滋生地处	幼虫与蛹数	滋生地阳性率	蝇类滋生密度						
合计																

填表人:　　　　　审核人:　　　　　填表日期: ___年___月___日

附表4-8 某市蚊类侵害状况快速评估记录表

监测区域_____区 监测单位：_____ 街道 监测月份：____月

气温：____ 风力：____级 气候：晴□ 多云□ 阴□

监测场所	幼虫和蛹							成蚊				防蚊设施		
	路径法			勺捕法				停落雌蚊数量	人诱停落法			监测房间数	合格房间数	合格率
	监测距离/千米	有蚊幼虫(或蛹)的积水处数	路径指数	总勺数	有蚊幼虫(或蛹)的勺数	采样勺指数	平均每勺幼虫(或蛹)数		诱蚊的人数	诱蚊时间/分钟	停落指数/[只/(人·分钟)]			
合计														

填表人： 审核人： 填表日期：____年____月____日

附表4-9　某市媒介伊蚊监测记录表

调查时间：_____ 年 _____ 月 _____ 日

调查地点：_____ 省（自治区、直辖市）_____ 市 _____ 区（县）_____ 乡镇（街道）_____ 村（居委会）

天气情况：晴□ 阴□ 雨□　气温：_____℃，最高 _____℃，最低 _____℃　相对湿度：_____ %

街道或村的地理位置：经度 _____　纬度 _____

编号	地址、门牌	调查地（室外室内）	盆景、水生植物		贮水池、缸、盆		闲置容器（碗、瓶、缸、罐）		明渠、假山水池		竹头、树洞、石穴		废旧轮胎		绿化带垃圾、小积水		其他水体	
			积水数	阳性数	积水数	阳性数	积水数	阳性数	积水数	阳性数	积水数	阳性数	积水数	阳性数	积水数	阳性数	积水数	阳性数

白纹伊蚊（布雷图指数）：_____

调查单位：_____　调查者：_____　审核人：_____

参考文献

陈建平，王光西. 人体寄生虫学彩色图谱［M］. 成都：四川大学出版社，2004.

陈中正. 鼩鼱科［DB/OL］. 中国大百科全书 第三版网络版，2023. https：//www. zgbk.com/ecph/words?SiteID=1&ID=199645&Type=bkzyb&SubID=140595

范滋德. 中国的蝇类和蝇类防治［J］. 医学动物防制，1988（3）：1-5.

顾巍. 内蒙古地区骆驼生活环境蝇种分类与*COI*基因序列比较［D］. 呼和浩特：内蒙古农业大学，2010.

郭天宇，单超，郭惠琳，等. 浅议《病媒生物密度监测方法》系列国家标准在口岸的应用［J］. 中国国境卫生检疫杂志，2023，46（1）：36-39.

国务院关于进一步加强新时期爱国卫生工作的意见［J］. 中华人民共和国国务院公报，2015（2）：15-19.

国家环境保护总局、国家质量监督检验检疫总局. 医疗机构水污染物排放标准：GB 18466—2005［S］. 北京：中国环境科学出版社，2005.

黄建可，杨寿旺. 中国主要蝇类携带致病菌情况与防制原则［J］. 口岸卫生控制，2009，14（2）：52-55.

胡靖. 新中国爱国卫生运动中的群众动员研究（1952—1965）［D］. 长春：吉林大学，2023.

贾德胜，吴光华. 蝇类防治（一）——蝇类的危害、形态特征与生活史［J］. 中华卫生杀虫药械，2008（1）：63-65.

景晓. 蚊媒传染病监测技术及应用［M］. 济南：山东人民出版社，2017.

刘起勇. 病媒生物监测预警研究进展［J］. 疾病监测，2018，33（2）：123-128.

全国爱国卫生运动委员会. 全国爱卫会关于印发全国城乡环境卫生整洁行动方案（2015—2020年）的通知［Z］. 2015. http：//www.nhc.gov.cn/jkj/s5898/201503/9fb577a310084455b54ae3fbd87aa0e9. shtml.

沈建忠，吴光华. 鼠的防治（一）——鼠的危害及一般习性［J］. 中华卫生杀虫药械，2005（2）：129-131.

宋明昌.中国口岸常见医学媒介生物鉴定图谱［M］.天津：科学技术出版社，2004.

汪诚信.有害生物治理［M］.北京：化学工业出版社，2005.

武秀兰，霍新，景晓.实用医学昆虫学实验技术［M］.山东：科学技术出版社，1999.

徐金会.黑线仓鼠［DB/OL］.中国大百科全书 第三版网络版，2023.https：//www.zgbk.com/ecph/words?SiteID=1&ID=572079&Type=bkzyb&SubID=98114.

阎丙申，赛上元.蝇类与疾病［J］.医学动物防制，1996（S1）：41-48.

严凤，何国声.药物防治蝇害的研究进展［J］.中国兽医寄生虫病，2004（1）：37-40.

杨雪.2007—2009年大连机场口岸媒介生物本底调查分析［D］.大连：大连医科大学，2011.

诸欣平，苏川.人体寄生虫学［M］.北京：人民卫生出版社，2018.

朱秀高，马焕发，隋兰春，等.蝇蛆在养殖业中应用研究进展［J］.中国饲料，2023（22）：196-204.

曾晓芃，李静，佟颖.卫生有害生物防制标准体系发展回顾［J］.中国卫生标准管理，2019，10（20）：167-168.

郑智民，姜志宽，陈安国.啮齿动物学［M］.上海：上海交通大学出版社，2008.

中华人民共和国国家质量监督检验检疫总局、中国国家标准化管理委员会.病媒生物密度监测方法 蜚蠊：GB/T 23795—2009［S］.北京：中国标准出版社，2009.

中华人民共和国国家质量监督检验检疫总局、中国国家标准化管理委员会.病媒生物密度监测方法 蝇类：GB/T 23796—2009［S］.北京：中国标准出版社，2009.

中华人民共和国国家质量监督检验检疫总局、中国国家标准化管理委员会.病媒生物密度监测方法 蚊虫：GB/T 23797—2009［S］.北京：中国标准出版社，2009.

中华人民共和国国家质量监督检验检疫总局、中国国家标准化管理委员会.病媒生物密度监测方法 鼠类：GB/T 23798—2009［S］.北京：中国标准出版社，2009.

中华人民共和国卫生部、中国国家标准化管理委员会. 病媒生物密度控制水平　鼠类：GB/T　27770—2011［S］. 北京：中国标准出版社，2011.

中华人民共和国卫生部、中国国家标准化管理委员会. 病媒生物密度控制水平　蚊类：GB/T　27771—2011［S］. 北京：中国标准出版社，2011.

中华人民共和国卫生部、中国国家标准化管理委员会. 病媒生物密度控制水平　蝇类：GB/T　27772—2011［S］. 北京：中国标准出版社，2011.

中华人民共和国卫生部、中国国家标准化管理委员会. 病媒生物密度控制水平　蜚蠊：GB/T　27773—2011［S］. 北京：中国标准出版社，2011.

中华人民共和国卫生部、中国国家标准化管理委员会. 蚊虫抗药性检测方法　生物测定法：GB/T　26347—2010［S］. 北京：中国标准出版社，2011.

中华人民共和国卫生部、中国国家标准化管理委员会. 蝇类抗药性检测方法　家蝇生物测定法：GB/T　26350—2010［S］. 北京：中国标准出版社，2011.

中华人民共和国卫生部、中国国家标准化管理委员会. 蜚蠊抗药性检测方法　德国小蠊生物测定法：GB/T　26352—2010［S］. 北京：中国标准出版社，2011.

中华人民共和国卫生部、中国国家标准化管理委员会. 病媒生物综合管理技术规范　城镇：GB/T　27775—2011［S］. 北京：中国标准出版社，2011.

中华人民共和国国家质量监督检验检疫总局、中国国家标准化管理委员会. 疫源地消毒总则：GB 19193—2015［S］. 北京：中国标准出版社，2015.

Harwood J F，Fiorenzano J M，Gerardo E，et al. Seasonal surveillance confirms the range expansion of *Aedes japonicus japonicus*（Theobald）（Diptera：Culicidae）to the Hawaiian Islands of Oahu and Kauai［J］. Journal of Asia-Pacific Entomology，2018，21（4）：1366-1372.

Hawaii：implications for arbovirus transmission［J］. Journal of the American Mosquito Control Association，2005，21（3）：318-321.

Larish L B，Savage H M. Introduction and establishment of *Aedes*（*Finlaya*）*Japonicus japonicus*（Theobald）on the island of Hawall：implications for arbovirus transmission［J］. Journal of the American Mosquito Control Association，2005，21（3）：318-321.

Laroche M，Weeks EmmaN I. Vector-borne bacterial diseases：a neglected field of infectious diseases research［J］. Medical and Veterinary Entomology，2023，37（2）：177-178.

Mollaret H H. The discovery by Paul-Louis Simond of the role of the flea in the transmission of the plague［J］. Bull Soc Pathol Exot, 1999, 92（5）: 383-387.

Ripoche M, Gasmi S, Adam-Poupart A, et al. Passive tick surveillance provides an accurate early signal of emerging lyme disease risk and human cases in Southern Canada［J］. Journal of Medical Entomology, 2018, 55（4）: 1016-1026.

Ross R. The role of the mosquito in the evolution of the malarial parasite: the recent researches of Surgeon-Major Ronald Ross, I.M.S.1898［J］. The Yale Journal of Biology and Medicine, 2022, 75（2）, 103-105.

Vajda E A, Webb C E, Toi C, et al. New Record of *Wyeomyia mitchellii*（Diptera: Culicidae）on Guam, United States［J］. Journal of Medical Entomology, 2018, 55（2）: 477-480.

Wilson A L, Courtenay O, Kelly-Hope L A, et al. The importance of vector control for the control and elimination of vector-borne diseases［J］. PLoS Neglected Tropical Disease, 2020, 14（1）.

WHO. Global strategic framework for integrated vector management［M］. Geneva: World Health Organization, 2004: 10-11.